JN181531

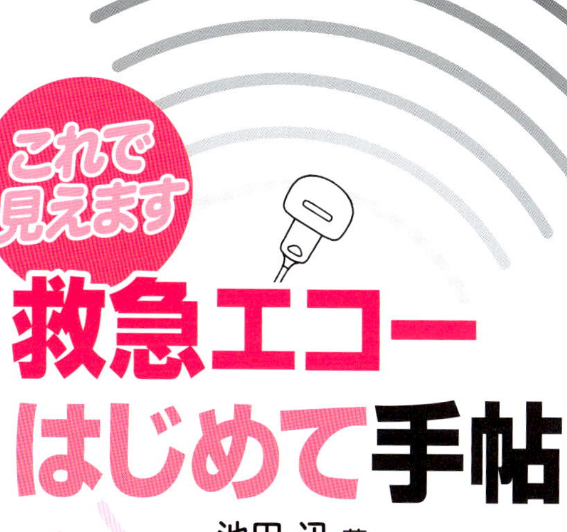

これで見えます 救急エコーはじめて手帖

池田 迅 著
日本大学医学部附属板橋病院総合内科

MEDICAL VIEW

本書では，厳密な指示・副作用・投薬スケジュール等について記載されていますが，これらは変更される可能性があります．本書で言及されている薬品については，製品に添付されている製造者による情報を十分にご参照ください．

Emergency Ultrasonography for Beginners
(ISBN 978-4-7583-1582-1 C3047)

Author : Jin Ikeda

2015. 3. 10　1st ed.

Printed and Bound in Japan

Medical View Co., Ltd.
2−30 Ichigaya-honmuracho, Shinjuku-ku, Tokyo, 162−0845, Japan
E-mail ed@medicalview.co.jp

序　文

この本を手に取り，そして開いていただきありがとうございます。このページを読んでいただいているということは，エコーが気になっていますね。それとも救急ですか？ いずれにしてもありがとうございます。まずは序文だけでも，このまま読み進めて下さい。

突然ですが，どうでしょう，エコーはもう使いこなせていますか？

正直なところ，私は医者になって数年間，エコーの重要性をあまり認識できていませんでした。恥ずかしながら「技師さんがやってくれるもの」くらいに思っていました。その状態から数年でエコーの本を書くなんて，本当に信じられない思いです。

エコーの重要性については，福井大学病院救急部でER診療をするようになってから，強く感じるようになりました。それまで救急診療を主にやっていたわけではなかったので，外傷救急や骨折，眼科などマイナー疾患のことについてほとんど知識がなく，FAST（ファスト）という言葉もたいして知らなかったくらいでした。ERで診療をしていく中で，FASTから徐々にエコーの重要性について，身を以て知るようになりました。なにせリアルタイムで状態がわかる，腹部臓器だけでなく，肺だって，骨折だって，軟部組織から網膜剥離まで，わかってしまう。しかも，患者さんに放射線被曝もない，動かないように抑制や鎮静をする必要もない。それって，すごいことじゃないですか!?

その思いをぜひ，皆さんにも感じて欲しくて，この本を作りました。

この本のコンセプトは「**エコーをより身近に，より気軽に**」です。まずは難しいことは考えずやってみる。そしていつか，エコーを聴診器のように，はたまた携帯電話やパソコンのように，気軽に使える存在にしてもらいたいということです。

もちろん，この本だけではエコーの奥深さをすべてお伝えすることはできません。しかし，ぜひこの本を利用して，エコー上級者への第一歩を踏み出してもらえればと思います。

この本を出版するにあたり，企画の段階からご尽力いただいた，メジカルビュー社石田奈緒美さんに最大限の謝意を表します。

最後に，どんなときも応援してくれ，支えてくれる，父　透，母　光実，妹　英里へ，いつもありがとう。

2015年1月吉日

池田　迅

目　次

第5章 脈管

コラム

ページ構成の都合上，どうしても余白が生まれてしまう。その余白を埋めるべく，エコーとはまったく関係のないテーマでコラムを書きました。「正直，どーでもいいわ」って思われる内容かもしれません。でも，なにかの合間に，息抜きにでも読んでもらえたらと思います。

救急外来遭遇頻度，エコーの有用性，エコーの難易度一覧

各項目について★～★★★で示しました。
★の数が多くなる程，遭遇度は上がり，有用性は高くなり，難易度は難しくなります。

★の数は，著者の独断と偏見です。

	救急外来（救外）遭遇頻度	エコーの有用性	エコーの難易度
第1章　エコーの使い方			
	（総論のため★なし）		
第2章　FAST			
	★★★	★★★	★
第3章　腹部			
肝臓	★	★★★	★★★
胆嚢	★★	★★★	★★
膵臓	★	★★	★★★
脾臓	★	★	★★★
腎臓	★★★	★★★	★
腸管	★★	★	★
虫垂	★★	★★	★★★
女性の腹痛	★★★	★★	★★
第4章　頸部・胸部			
甲状腺	—	★★★	★★
肺	★★	★★★	★★★
心臓	★★★	★★★	★★★
第5章　脈管			
頸動脈	—	★★★	★★
大動脈	★★	★★	★★
下肢深部静脈	—	★★★	★★★

本書で掲載しているエコー写真は日本大学医学部附属病院超音波検査室にご協力いただきました。

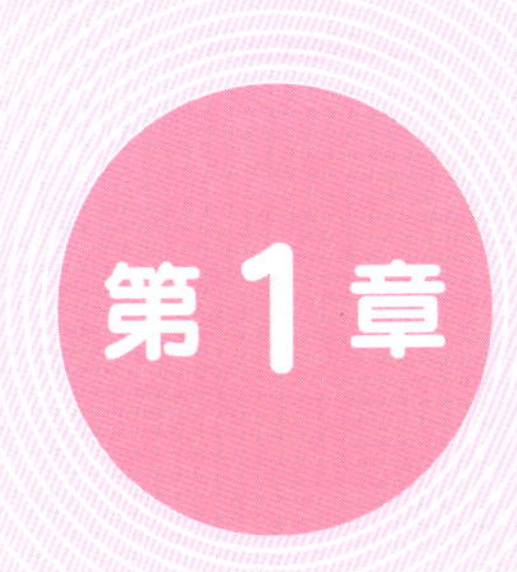

エコーの使い方

はじめの第1歩

エコーの使い方

◉メリット

- X 線検査と違い，放射線被曝がない。
- 非侵襲的
- 繰り返し検査の実施が可能
- リアルタイムで所見を見ることができる。

◉デメリット

- 実施者（医師・技師）の技術（ウデ）により描出の質が異なる。
- 空気に弱い。

確かにデメリットもあるが，確実にメリットの方が多い手技である。
大切なポイントが押さえられ，緊急時や救急外来で使うことができれば診断の幅がより一層広がること間違いなし！

▶まずはエコーの機械を知ろう

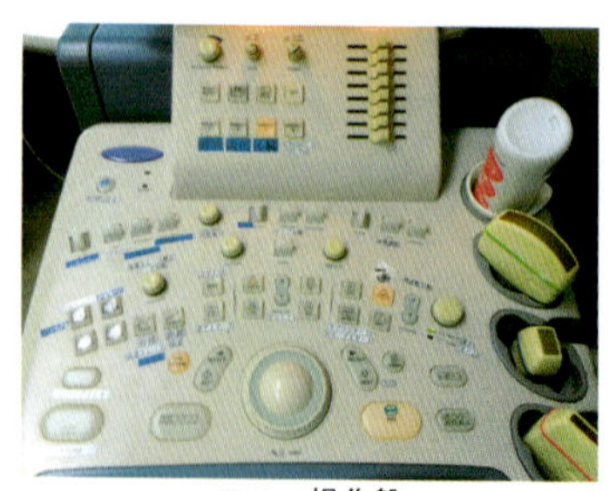
エコー操作盤

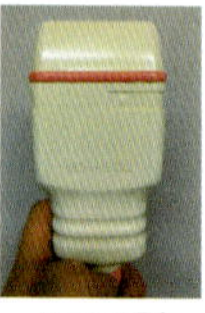
リニア型

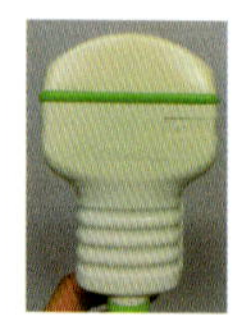
コンベックス型

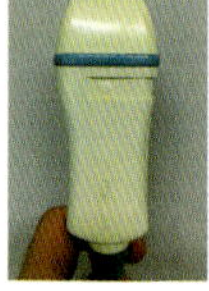
セクタ型

プローブの種類と名称，特徴

プローブの形・名称	画像	使う場面
リニア型	幅広く観察ができる	• 頸動脈 • 下腿静脈など，血管系検査 • 甲状腺 • 皮膚・皮下組織，筋・腱・骨など
コンベックス型	広角観察ができる	• 主に腹部
セクタ型	扇状に広く視野が確保できる	• 主に心臓

＊形・ボタンの位置など機械によって異なる。

▶では早速エコーをやってみよう！

悩まずにまずやってみる！◀ エコー上達への近道

さあ！ 電源を“ON”に。いざ！ エコーの世界へ

アドバイス

おっと，プローブを持つ前にこれだけは！

プローブはとても高価なもの（ウン十万～ウン百万円）です。特に，プローブの先端は超音波を探知する非常に繊細で大切な部分です。絶対に落としたり，ぶつけたり，雑に扱わないように注意を払ってください。

また，次に使う人のために，使い終わったらプローブについたゼリーをきれいに拭き取っておきましょう。いざ使おうとしたときに，ベトベト，カピカピ…，誰でもやる気がなくなっちゃいます。

プローブの持ち方

持ち方に決まりはない。自分なりのやりやすい・持ちやすい方法でOK！ と言われても，悩んでしまうと思うので基本の持ち方を説明しておこう。

◉セクタ型

プローブを持つんだ！ なんて気負わずに鉛筆を持つ感覚で，**親指・人差し指・中指の3本で軽く握る**。検査のときは**小指〜小指球までを患者さんの体にしっかりつける**と画像描出が安定する。

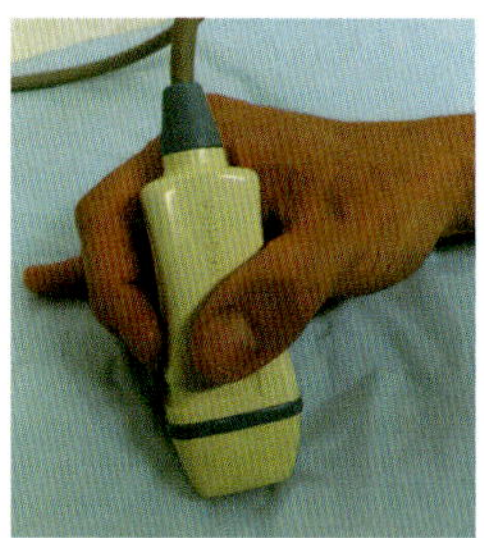

正面からみた図

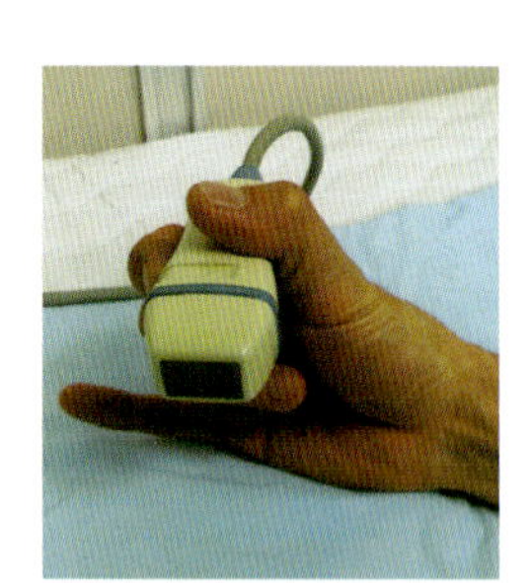

下からみた図

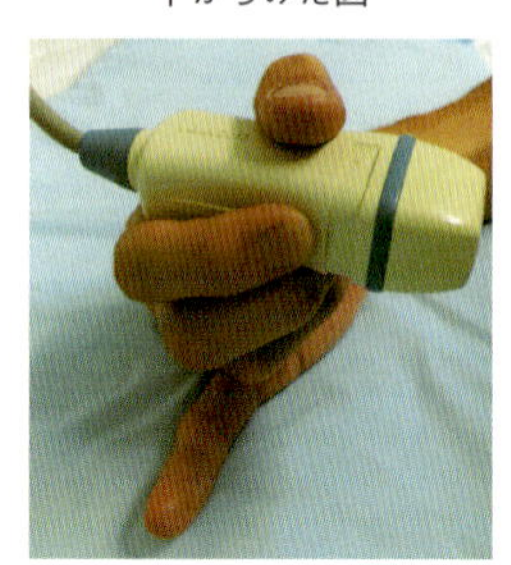

横からみた図

◉コンベックス型

セクタ型より大きいが持ち方の基本は同じ。小指を患者さんにつけることで，安定した画像が描出できる。

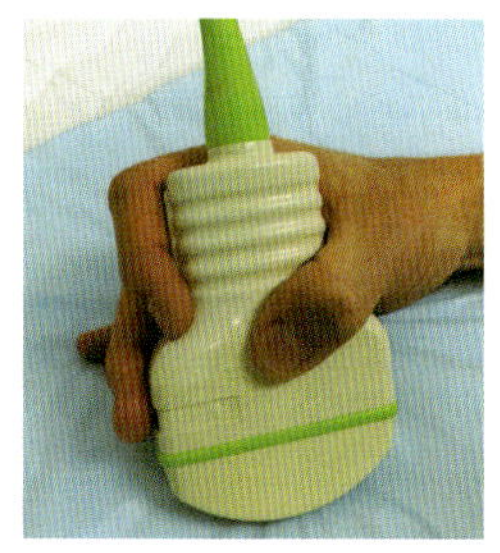

正面からみた図

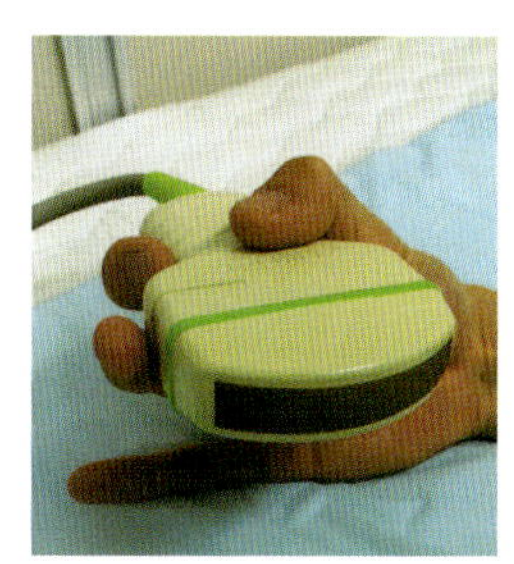

下からみた図

◉リニア型

基本の持ち方は同じ。

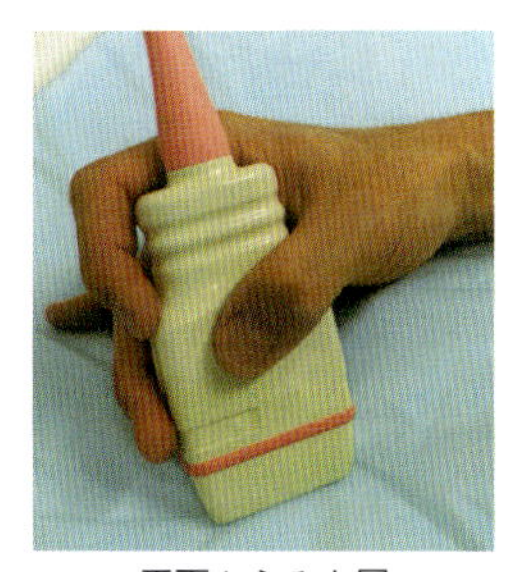

正面からみた図

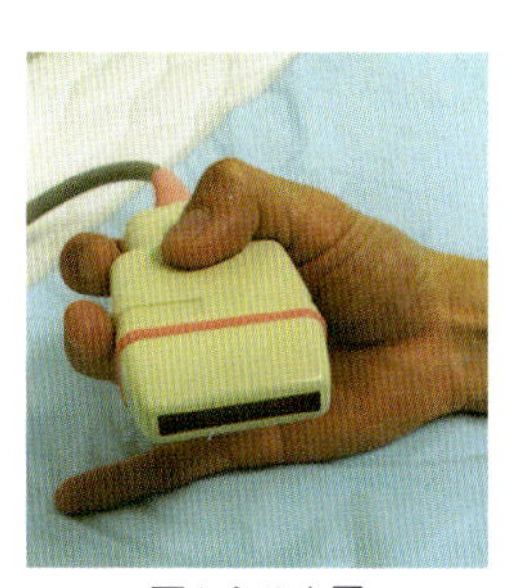

下からみた図

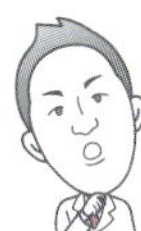

とりあえずプローブを持ってみましたか？

プローブの向きの確認

プローブの先端をよく確認すると左右のどこかに“出っ張り”“ポッチ”“マーク”があるのが確認できるはず。これは**プローブの向きの印**だ。
たとえば，このプローブは向かって右側に“出っ張り”“ポッチ”“マーク”がそれぞれついている。

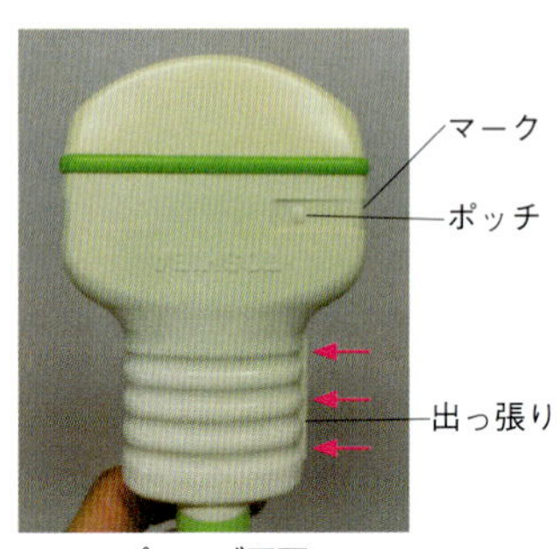

プローブ正面

斜め横に向けると出っ張りの感じがよくわかる。

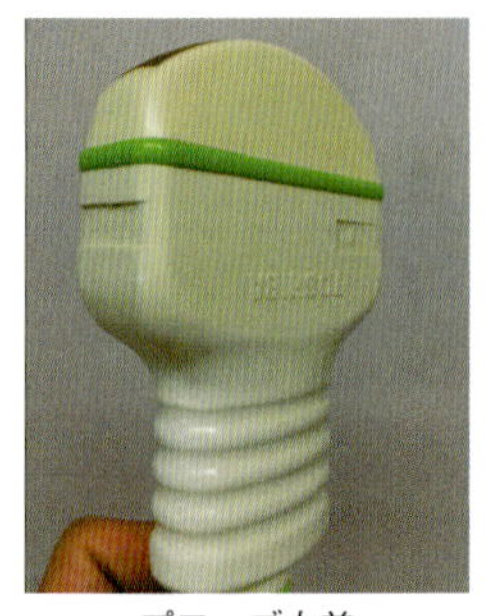
プローブ左前

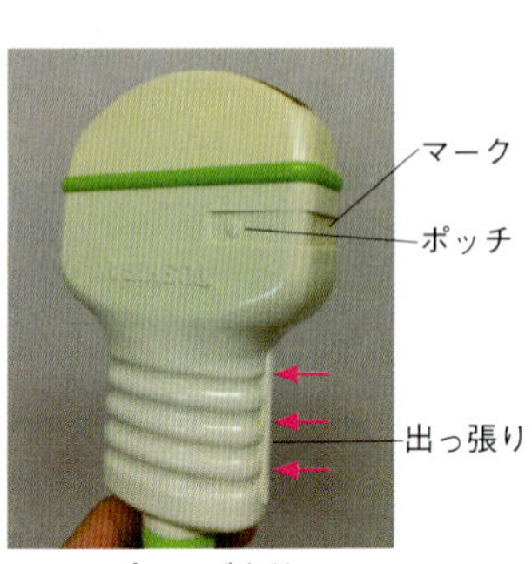

プローブ右前

この本では,

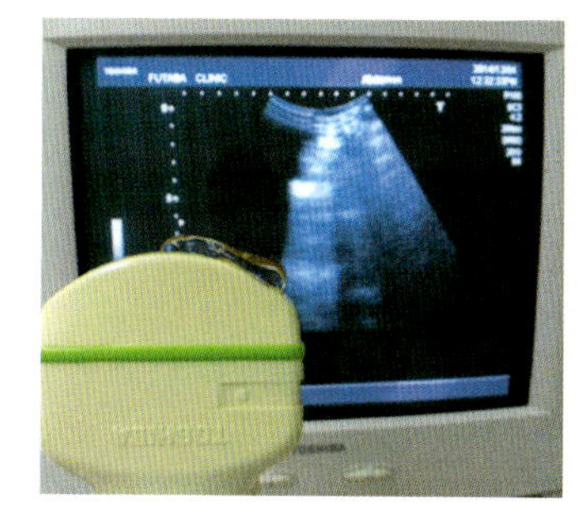

プローブの右側は画面の右側

基本的に“出っ張り”が,

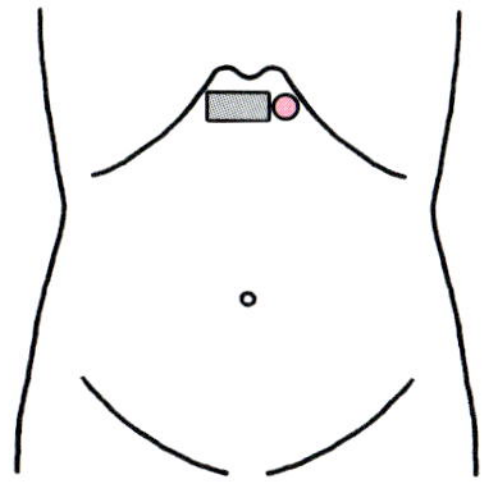

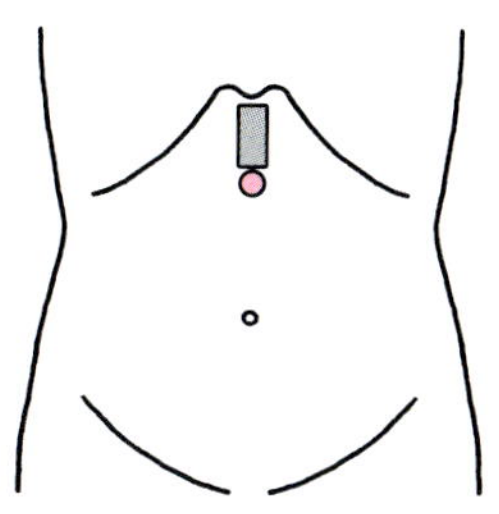

横向きの横走査では右側
（患者さんの左側）

縦向きの縦走査では足側

になるように検査を進めていきます。

アドバイス

病院によってエコーの機械は異なる。プローブの左右・操作パネルのボタン位置など，エコーの機械ごとに設定が違うことがある。
初めて使う機械のときはまず左右をしっかり確認してからエコーを実施しよう。
慣れてくれば，エコーをやりながら自分のやりやすいように調節できるようになる。

ゼリーを塗って実際に見てみよう

◉ゼリーの量と塗り方

- 量をこのくらいと文章で表現するのは難しいが，少ないよりは多めにゼリーを使おう。
- 患者さんの体表面にいきなりゼリーをドボドボかけるのではなく，プローブの上にゼリーをのせて広げていこう。

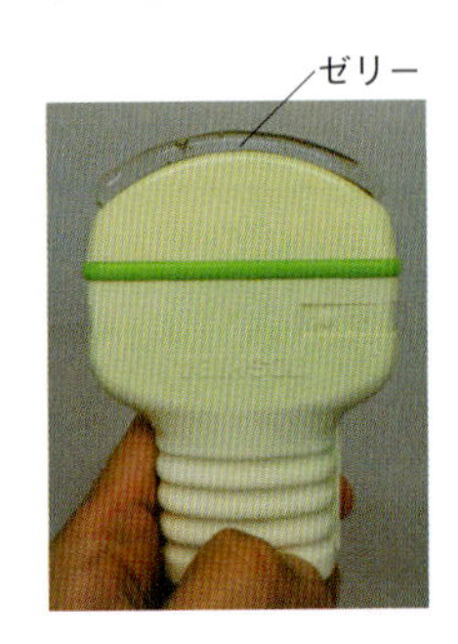

このときのエコー画像は

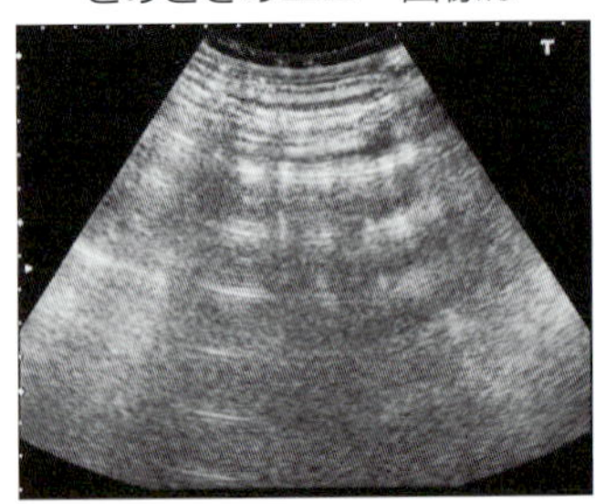

アドバイス

左右の確認の仕方

1番簡単な方法は，プローブの片側にゼリーを塗って，実際の画面を見て左右の確認をすること。

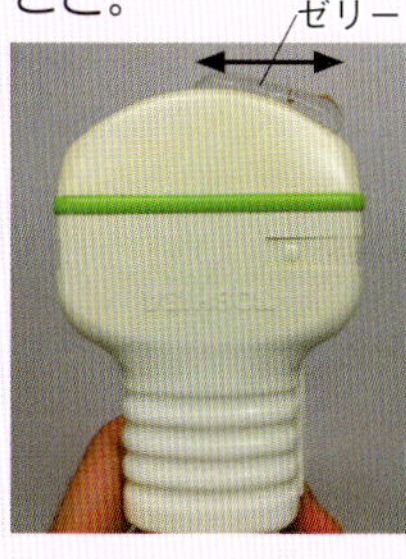

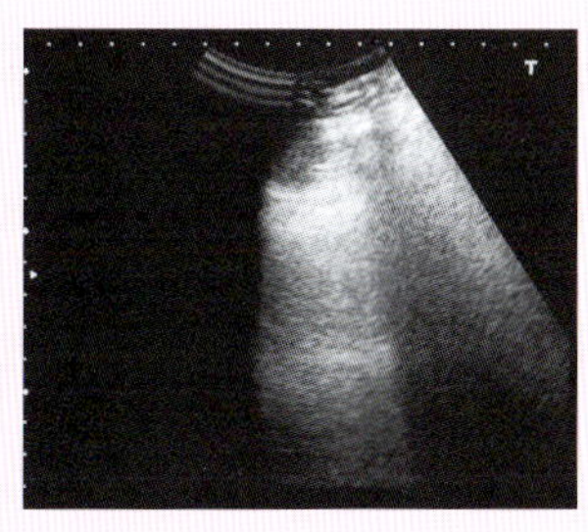

ほかに，実際に左右に動かしてみて，画面がどっちに動くのか確認する方法もある。

▶ 患者さんの呼吸のコントロール

- 患者さんは呼吸をしている → 肺・胸郭が動く。その動きに伴って，検査で見たい所が隠れてしまうことがある。特に肝表面・脾臓・膵臓など。
- その場合は，患者さんの呼吸をコントロールする。**深呼吸や息止めをうまく使う**ことでしっかりと観察する手助けになる。
- ただし，検査に夢中になりすぎて息止めさせたままにしないことや，高齢者などでは思い通りにいかないことも多々あることは忘れずに!!

▶モードを使い分けよう

いつも使うBモード，Mモード，カラードプラモードを覚えておこう。

◉Bモード

・BモードのBはBrightness（輝度）の略である。**超音波検査の基本**となる表示方法である。

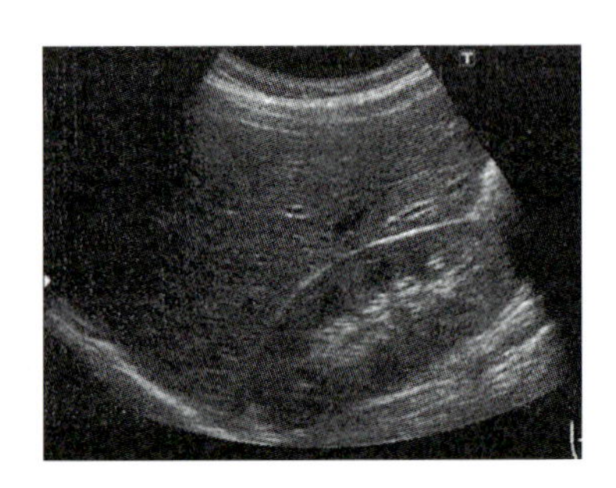

◉Mモード

・MモードのMはMotion（動き）の略である。**観察したい部位（画面上の点線や実践）を時系列で表示する方法**である。
・**心臓の壁運動や肺など**動きのある部位を時系列で観察する場合などに使用する。

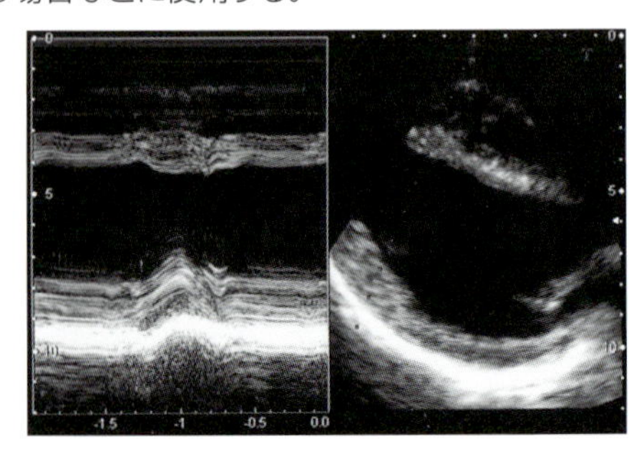

◉カラードプラモード

- 観察範囲の**血行動態に色をつけ**，リアルタイムで表示する方法である。
- 血流情報を波形ではなく，色として表示するため視覚的に捉えやすい利点がある。

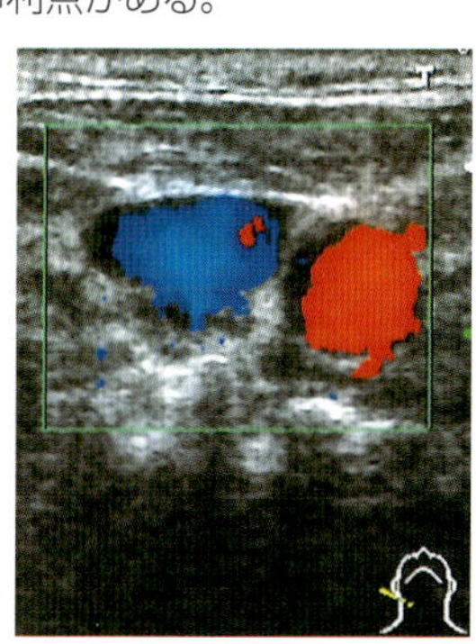

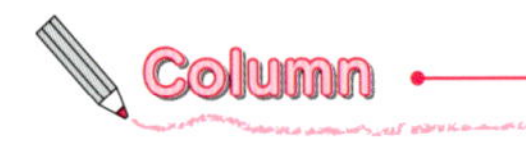

マラソン

ここ数年，ランニングブームだ。皇居ランナーなんて言葉が流行るくらいに，結構みんな走っている。何を隠そう，私もそのブームに乗っかった1人である。30歳を前に急に「フルマラソン走ろう」と思い立ち，走り始めた。そして，ハマってしまった。今ではフルマラソンに飽き足らず，100キロマラソンなどにも挑戦している。
そんな話をすると，必ず聞かれることがある。「走っているとき，何を考えているんですか?」10人中7，8人は聞いてくる（100キロ!? 意味わからないって表情を隠しつつ）。半笑いで。
答えます。「次の1キロ…」「次の給水所…」「なぜ走っているのだろう…」ばかり。
でも，不思議とまた走りたくなる。
マラソンをするようになって思うのは，ゴール（目標・目的）を明確にすれば，どんな一歩だって諦めず足を踏み出し続けることで，必ずゴールに辿り着くことができる，ということだ。すごく当たり前のことなのだけれど，これは普段の自分のやりたいことや目標達成にもあてはめられると思う。
ゴールを明確に決める，そこへの道筋をしっかりと計画する，一歩ずつ前進する，決して諦めない。
マラソンはゴールの達成感だけじゃなく，いろいろなことを教えてくれる。
マラソン，走ってみては!?

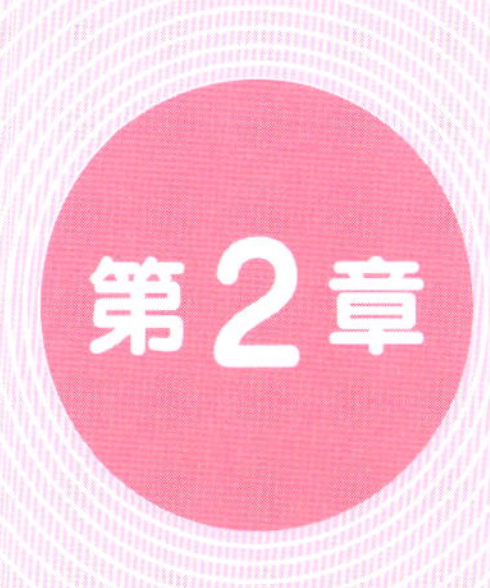

FAST

救急エコー必須の手技
FAST

FAST（ファスト）とは，focused assessment with sonography for trauma のことで，trauma とあるように外傷患者さんに対してのエコーによる液体貯留（出血）評価である。液体貯留を認めたとき，「**FAST 陽性**」という。

どんな患者さんに行うか

- **外傷患者**：外傷の初期診療における迅速簡易超音波検査をいう。JATEC（Japan Advanced Trauma Evaluation and Care）ではとくに循環の異常を認める傷病者に対して，**心嚢腔・腹腔**および**胸腔**の液体貯留（出血）の有無の検索を目的として行う。**心嚢腔**，**モリソン（Morrison）窩**，**右胸腔**，**脾周囲**，**左胸腔**，**ダグラス（Douglas）窩**の順に液体貯留の有無を検索する（日本救急医学会より）。

- 腹痛患者の腹水貯留や echo free space 検索として，迅速に検査できるため，**外傷患者にかぎらず使うことができる**。

救外遭遇頻度 ★★★

エコーの有用性 ★★★

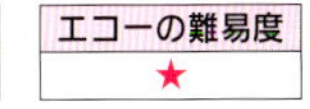

- FAST は研修医に限らず，当直を含め救急室に勤務する医師には必須の手技である。**体表面 4 カ所**にエコーを当て，短時間で胸水・腹水・出血をチェックする。

体表面 4 カ所

1. **心嚢腔**
2. **肝周囲・モリソン窩**（肝臓と右腎臓の間）
3. **脾周囲**
4. **膀胱周囲・ダグラス窩**（子宮直腸窩）

＋α 2カ所（左右胸腔）もチェックできればなおよい。

◉エコープローブは**コンベックス型**を選択。

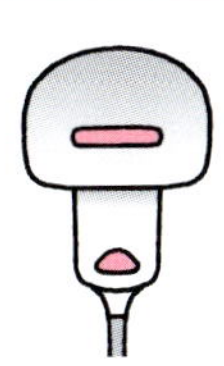

▶どこを調べるか
下図で体表4カ所のイメージを膨らまそう

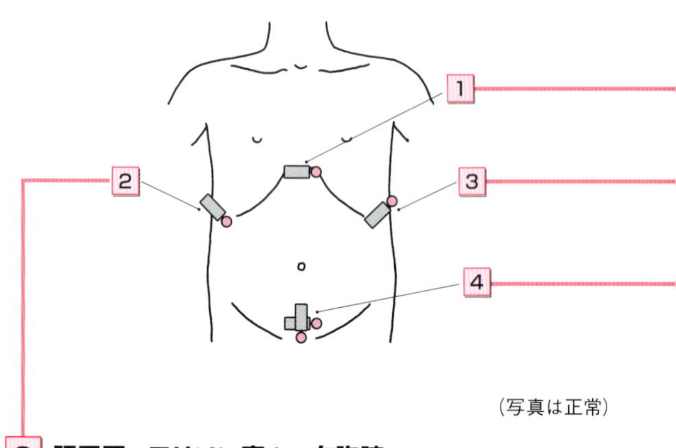

（写真は正常）

2 肝周囲・モリソン窩＋α右胸腔

〈モリソン窩〉

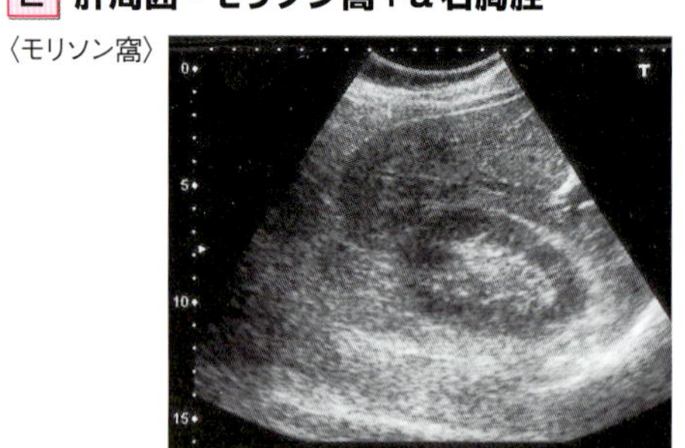

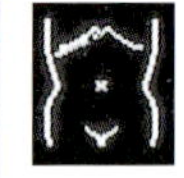

〈肝周囲〉

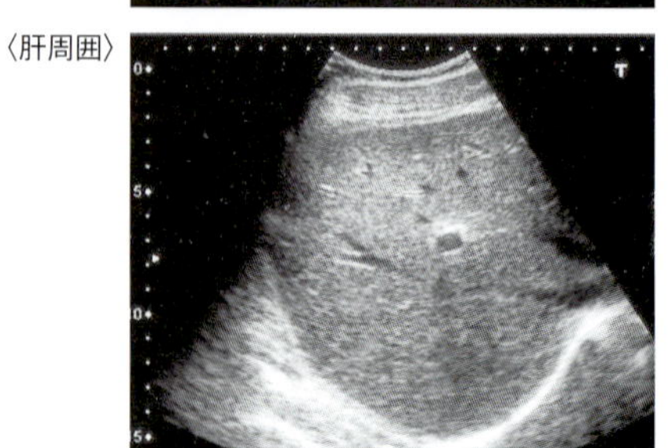

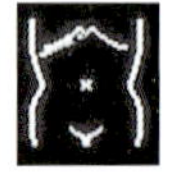

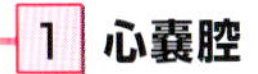

1 心嚢腔

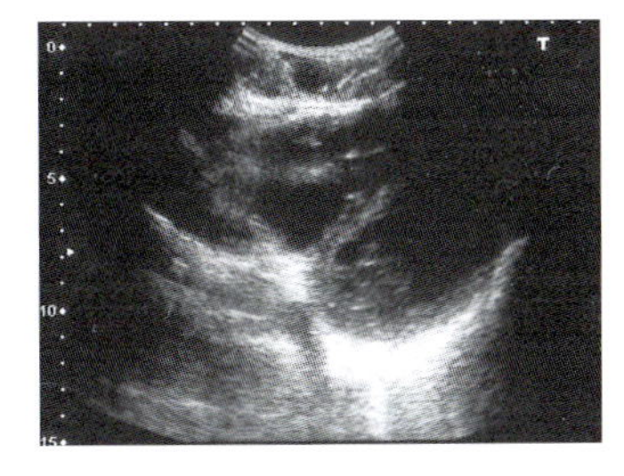

3 脾周囲＋α左胸腔

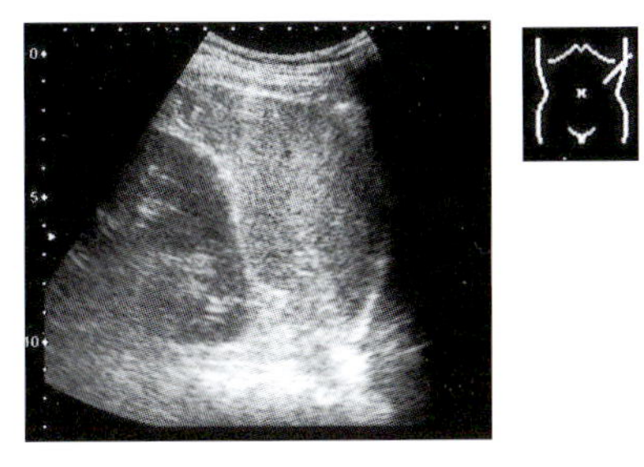

4 膀胱周囲・ダグラス窩（子宮直腸窩）

〈縦〉

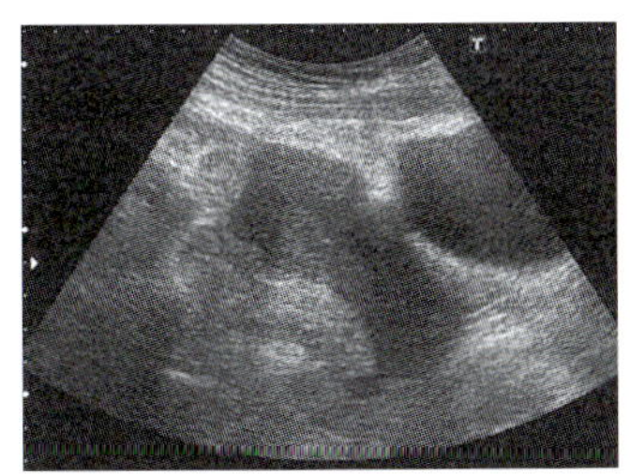

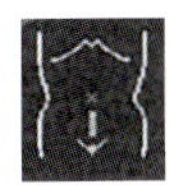

〈横〉

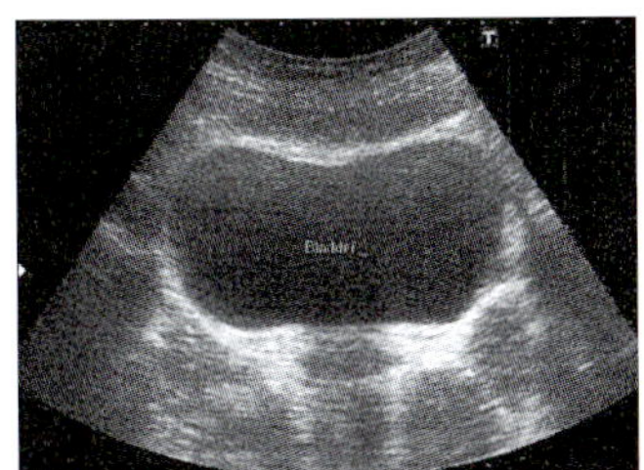

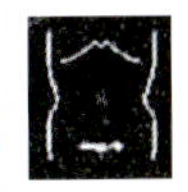

1 心嚢腔

- 心窩部縦走査および横走査にて，心臓周囲の**EFS**（echo free space）を描出する。
- **肺や胃内ガス**などのため観察しにくいときもある。そのときは，**左胸部第4，5肋間**から観察をする。
- 心窩部からの走査にこだわりすぎるとそこだけで時間をとってしまうので注意する。
- 心臓をじっくり観察するわけではない。**心臓の周囲に液体貯留（EFS）があるかを確認する**のだ，ということを決して忘れない。

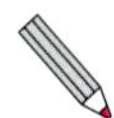

Column

怒る人，怒れる人，怒られる人

怒る人は嫌い，怒られるのは大嫌いだ。怒っている人がいると，自分がその怒られる対象ではないのに，なんとなく嫌な気持ちになってしまう。でも，病院には怒る人がよくいる。それも理不尽なことで怒るやつ。すぐにキレる要注意上級医は，研修医の中で最も大切な申し送り事項だ。

別に怒ることを批判しているのではないし，怒られる方にもそれなりの原因があるのだろう。でも，そこで大切なことは怒り方だ。

よくある怒鳴り散らすパターンは，相手に恐怖を与えるだけで，内容はまったく入ってこない。そのときが過ぎたら「あー，なんかやたら怒っていたね。で，なんで怒られたんだっけ」となってしまう。

大事なのは，なぜ良くなかったのか本人に気付かせるようにして，次に同じことをしないようにさせること。そして，怒った後は，それをグチグチ引きずらずに，新たな気持ちで以前と同じように接することである。

と言いながら，私は人をあまり怒れない。なので，正しく怒れる人には一目置いてしまう。

正常

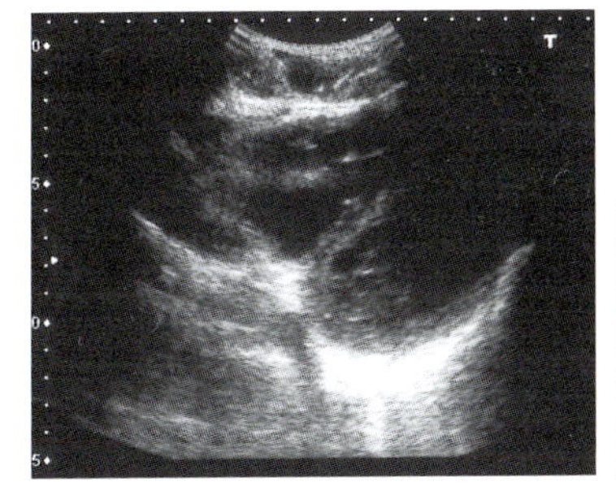

心臓

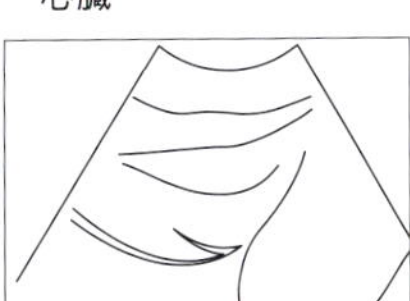

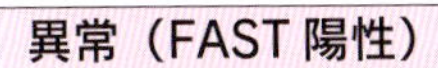

異常（FAST 陽性）

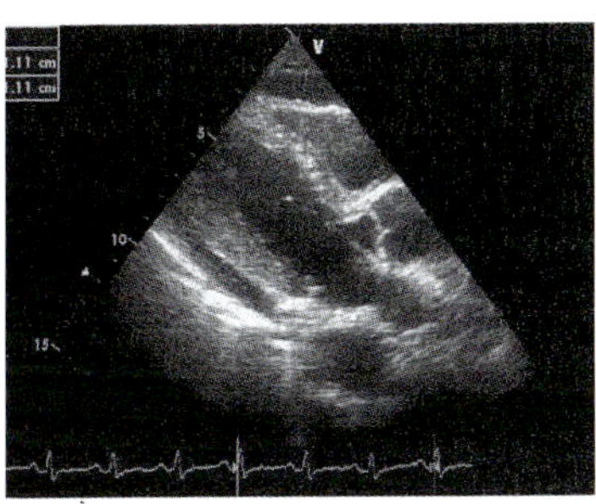

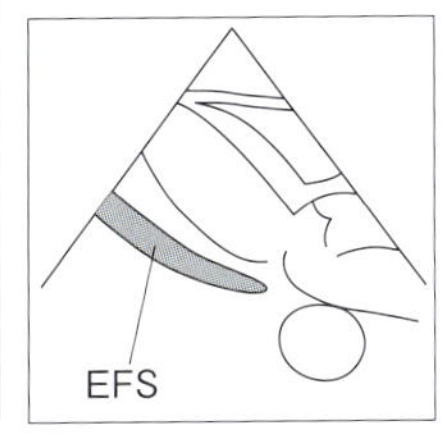

この画像ではプローブはセクタ型を使用している

2 肝周囲・モリソン窩＋α右胸腔

- モリソン窩とは，別名肝腎陥凹で，肝臓と右腎臓の間をさす。
- **右側腹部肋間および，右肋骨下走査にて，肝周囲のEFS有無の評価**をする。
- 自分が**考えている以上に背側から**観察する方がみやすい。肋骨の走行を理解しておかないと（⇒p.83）エコーに**肋骨の像が入り込んでしまい観察が困難になりやすい**。
- 可能であれば，**そのまま右胸腔を肋間走査にてEFS有無の評価**をする。

正常

〈肝周囲〉

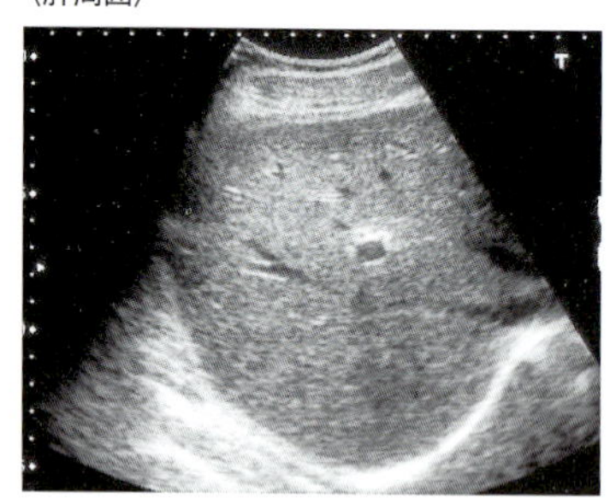

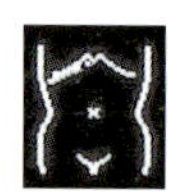

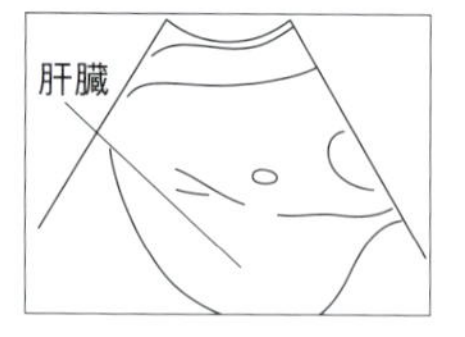

異常（FAST陽性）

〈肝表面〉

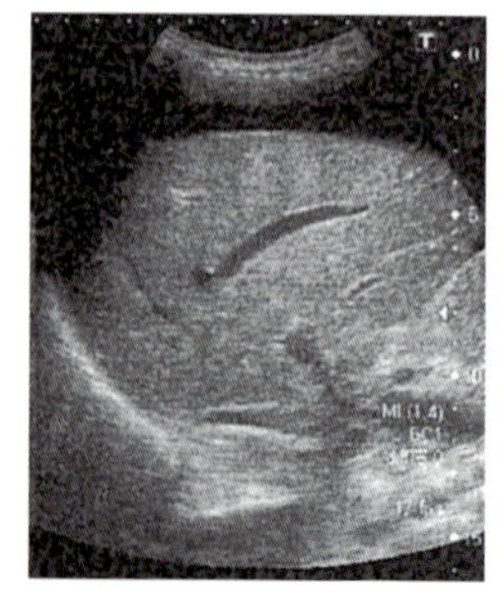

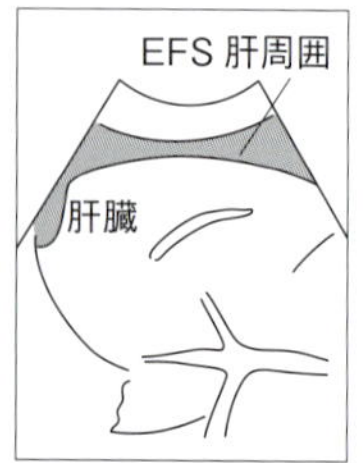

正常

〈モリソン窩〉

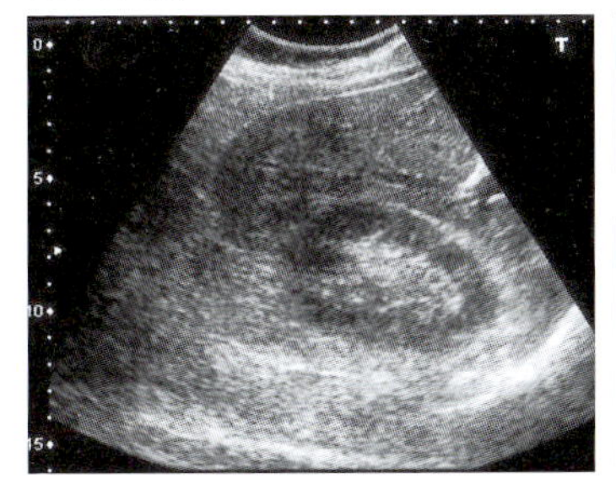

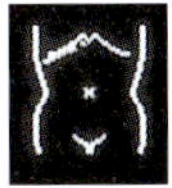

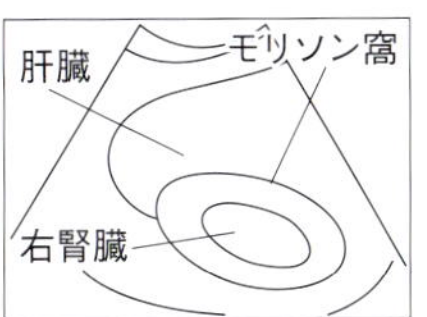

異常（FAST 陽性）

〈右胸腔〉

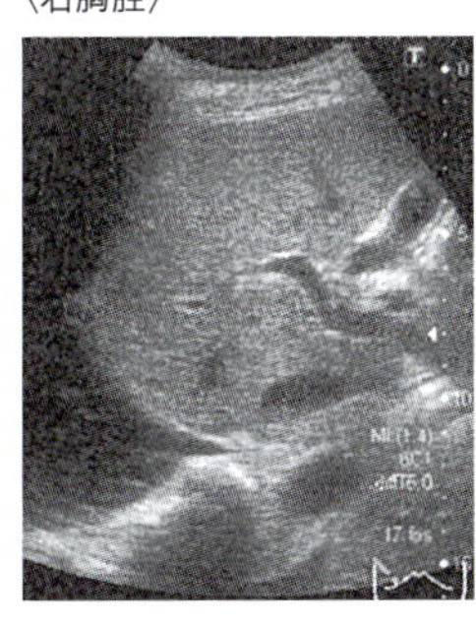

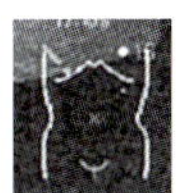

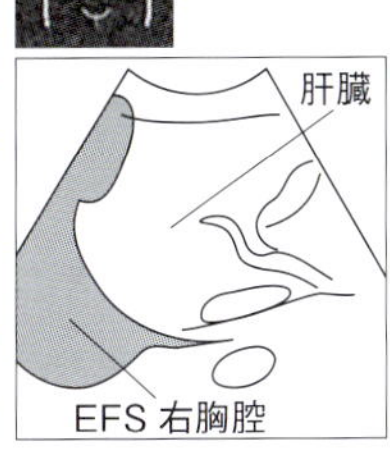

異常（モリソン窩陽性，極小量）

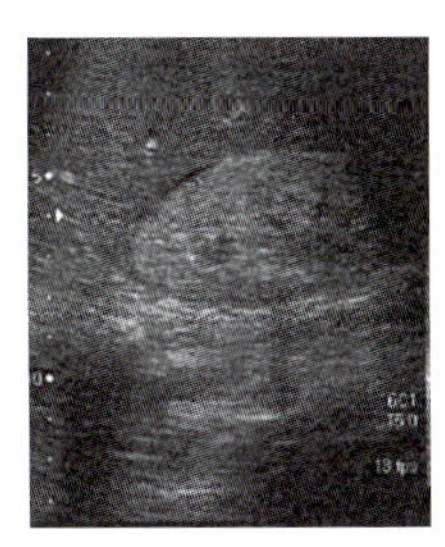

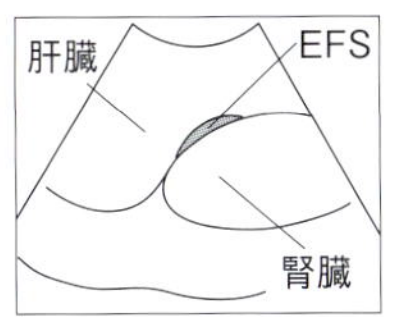

3 脾周囲＋α左胸腔

- 2の逆で**左側腹部肋間走査**にて，**脾周囲の EFS を描出**する。この際も思っている以上に背側に手を回し込んで観察する。
- 2同様に肋骨の走行を理解しておかないときれいに映らない。

正常

〈脾周囲〉

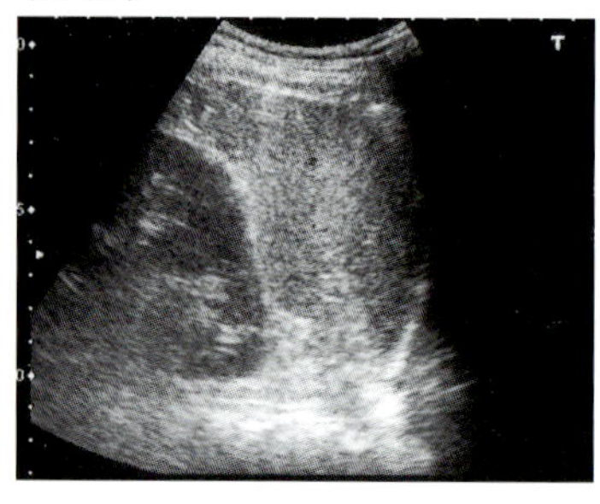

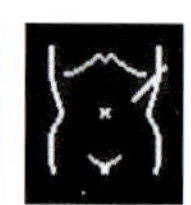

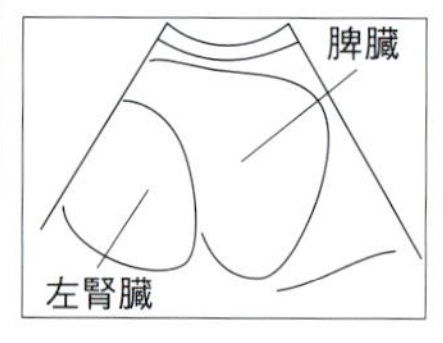

異常（FAST 陽性）

〈脾周囲〉

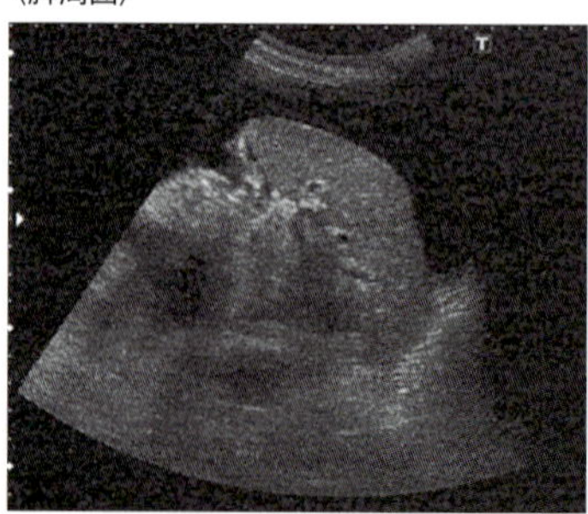

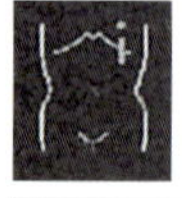

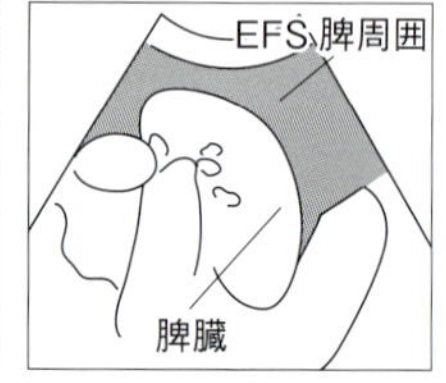

4 膀胱周囲・ダグラス窩（子宮直腸窩）

- ダグラス窩は，子宮と直腸の間に存在する。直腸子宮窩ともいう。
  男性の場合子宮は存在しないので，膀胱直腸窩を便宜的にダグラス窩とよぶ。

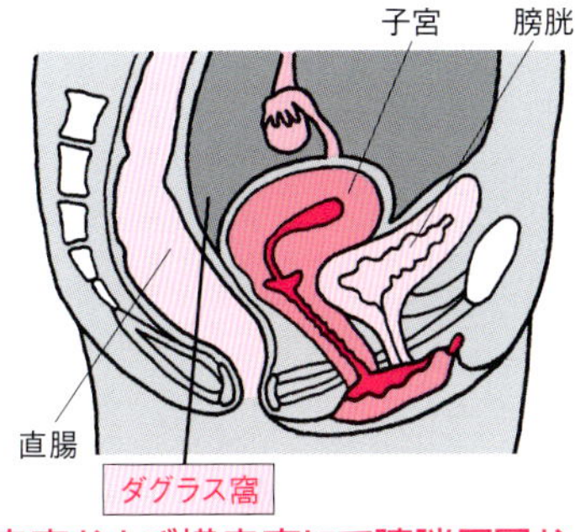

- **下腹部・恥骨上部縦走査および横走査にて膀胱周囲およびダグラス窩のEFSを描出**する。**膀胱を目印に**して観察するが，膀胱内に液体貯留がないと観察しにくいことがある。

正常

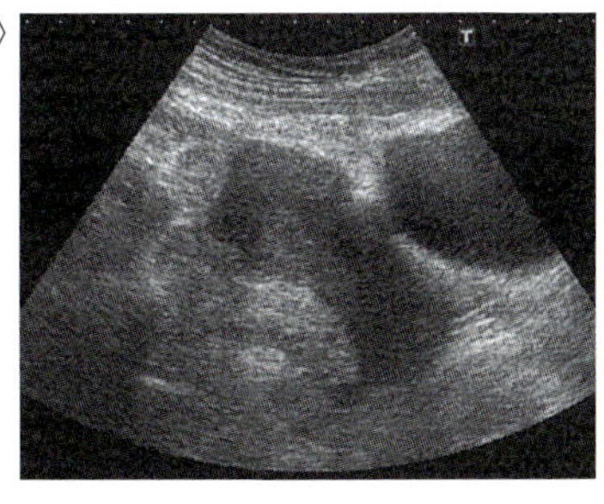

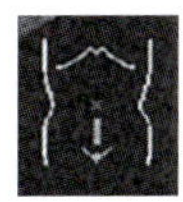

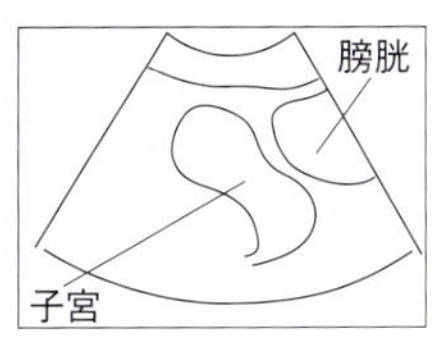

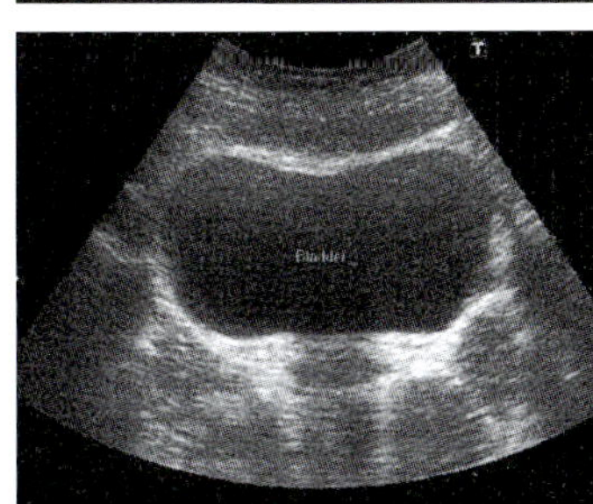

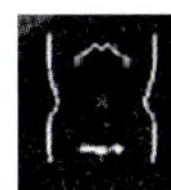

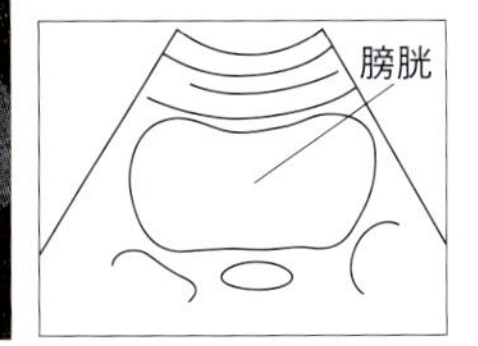

異常（FAST陽性）

（写真2点は同一症例）

〈縦〉

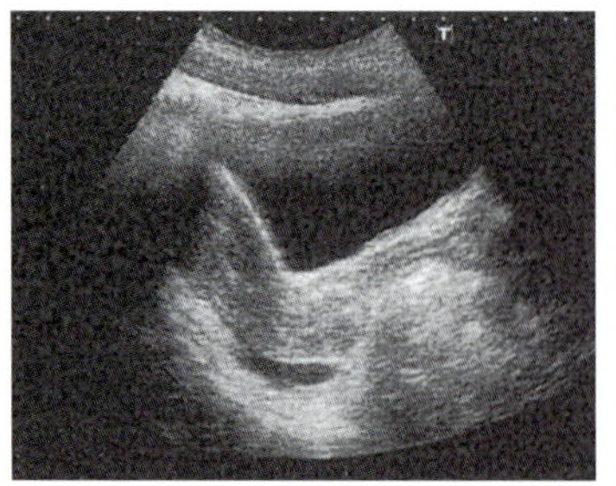

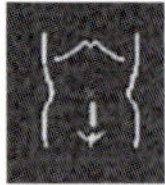

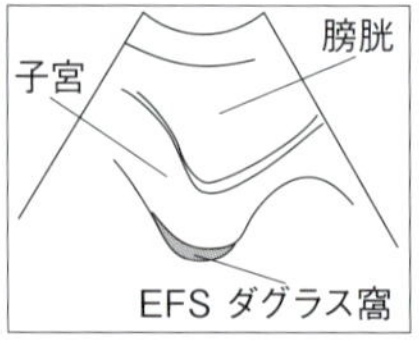

〈横〉

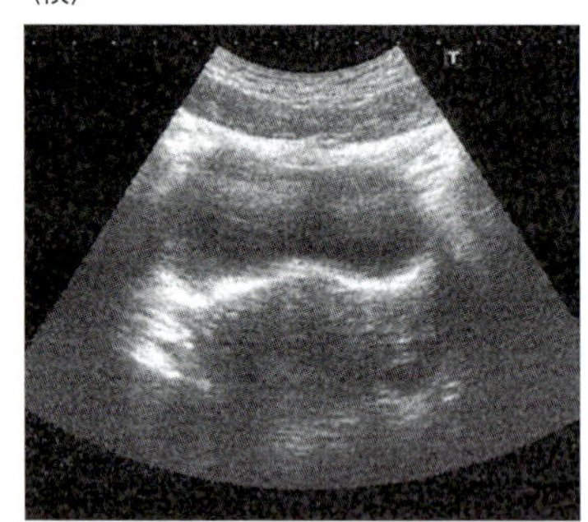

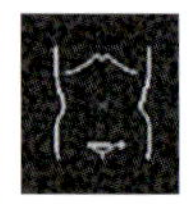

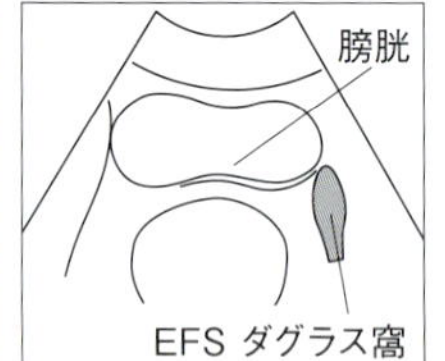

異常（FAST陽性）

（写真2点は同一症例）

p.31の症例よりEFSが大きい。

〈縦〉

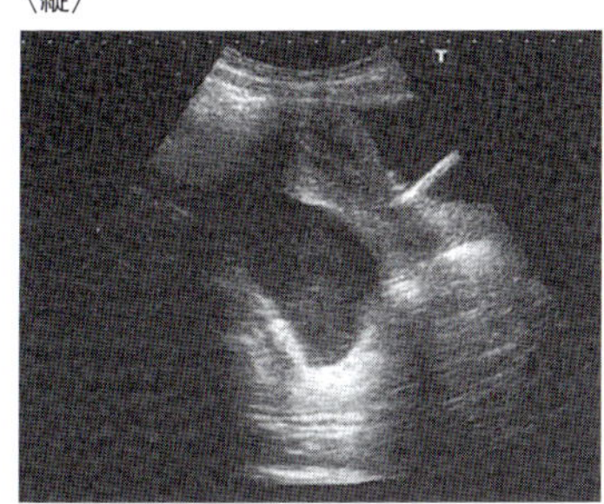

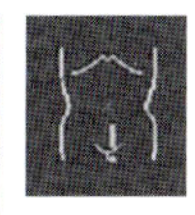

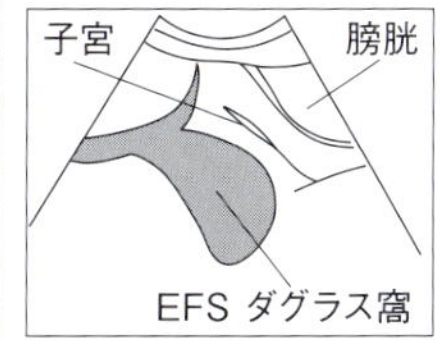

〈横〉

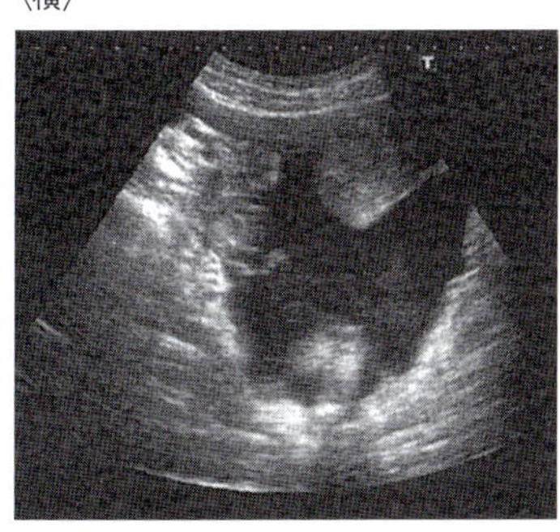

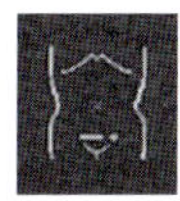

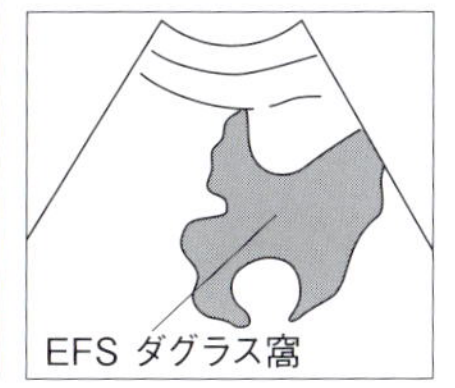

EFS（echo free space）

- ここまででチェックした部位（肝周囲，モリソン窩，脾周囲，ダグラス窩）に腹腔内の液体は貯留しやすい。調べる部位を頭に入れ入念にチェックすると，極小量のEFSも見つけることができる。
- ただし，**EFSを認めても，病的意義があるかどうかは患者さんの状態などを含めた総合的な判断が必要**である。

▶極少量のEFSがみつかった例

脾周囲

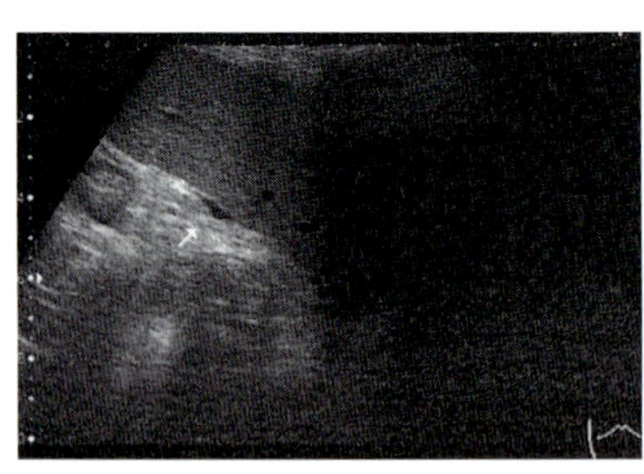

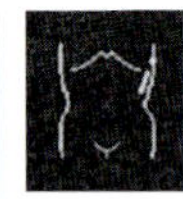

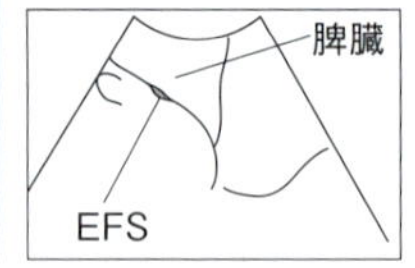

モリソン窩

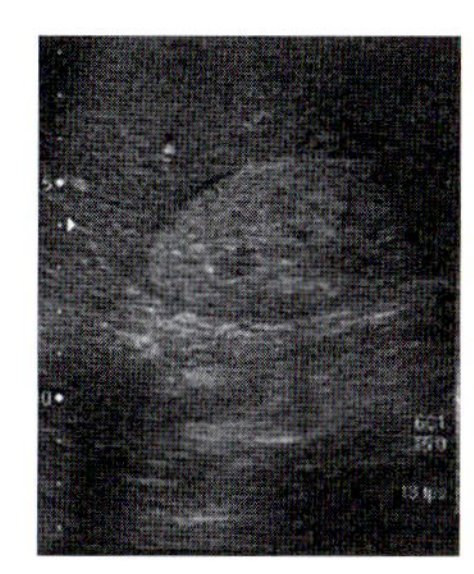

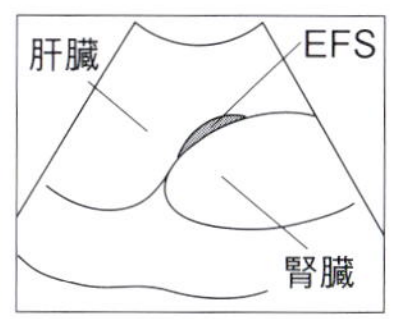

肝周囲

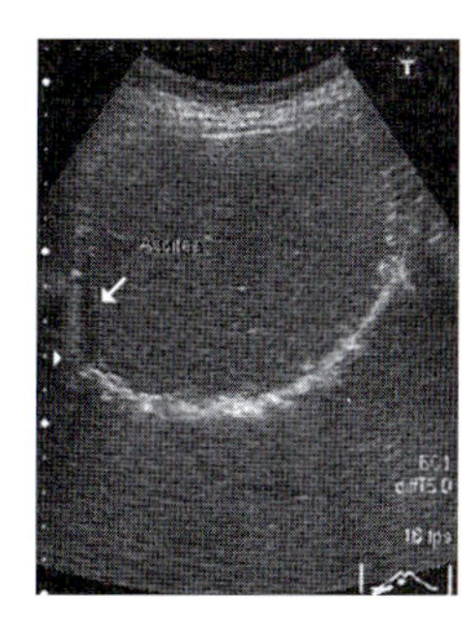

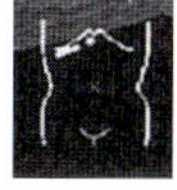

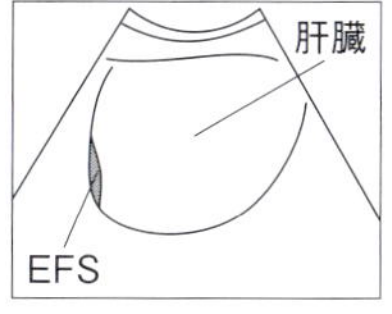

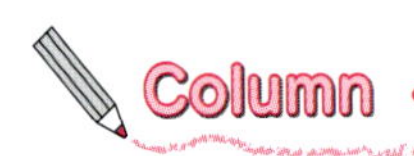

FAST

FAST，一度は聞いたことがあるだろうか？ 救急室勤務や，重症患者さん受け入れ病院・地方の病院で1人当直などのときに，ぜひ身に付けておいてほしいエコー手技の1つだ。刻々と変わる患者さんの容態をリアルタイムで観察できて，患者さんの状態把握の補助をしてくれる。

実際に私もエコーに何度も助けられた。

ある地方の病院で1人で休日当直をしていた日のこと。「朝からお腹が痛いとのことで，救急車の受け入れ要請です」と，医局の電話が鳴った。近くに他の病院はないので「わかりました」と返事をして，救急室へ。

患者さんは80代の男性。お腹を痛がっているが，激痛ではない様子。ただ，血圧が70/— mmHg。腹痛＋ショック!?「いやいや，救急隊からそんな情報なかったわー」と思いながら，ヤバいモードにスイッチを切り替えた。でも，そもそもこの病院で休日できる検査は血算と技師さんを呼び出してのX線，CT（単純）のみ。まずいな…（汗），これで俺は戦えるのか？ と考えながら，まず技師さんを呼んでもらう。そして「そうだ！ エコーならあるかも」と思い，エコーを出してもらう。すると，最近見たこともないような大型で画像が荒いエコーが登場。少しでも情報を得たいと，藁にもすがる思いで，エコーを当ててみると，腹部に荒い画像ながらもecho free spaceがはっきり捉えられた。出血性ショック!? この段階で，ただちに転院を決断し，ドクターヘリを要請。ドクターヘリへのドッキングまでに，CTを終えるも，その時点では原因はわからず。患者さんはなんとかドクターヘリの医師へ引き継いだ。

その後，受け入れ先の病院から，肝癌破裂による出血性ショックが原因だったとの連絡をいただいた。患者さんはなんとか助かり，状態は軽快して来ているという情報が届いた。ほっ。

もし，あのときにエコーがなければ，転送を決断するまでの時間は確実に遅くなっていたし，患者さんを前に何もできない時間を過ごしていただけになっていただろう。旧式のエコーでも，立派に役目を果たしてくれたのだ。そのときにはっきりと確信した。エコーは頼もしい相棒である!!

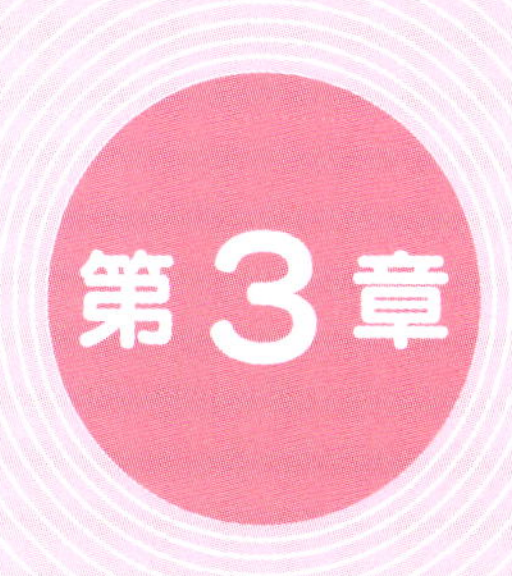

腹部

- 肝臓
- 胆嚢
- 膵臓
- 脾臓
- 腎臓
- 腸管
- 虫垂
- 女性の腹痛

隅々まで見落とさないようにしよう

肝臓

肝どころ

・なんとなくクイノー（couinaud）区域分類を理解しておく。

まずは“なんとなく”でOK。

・見逃さないように，すみずみまで満遍なく観察することを念頭におく。
そう思っていても，最外側や表面付近は空気やガスなどの影響で観察するのがなかなか大変。

▶まず肝臓の位置を理解しておこう

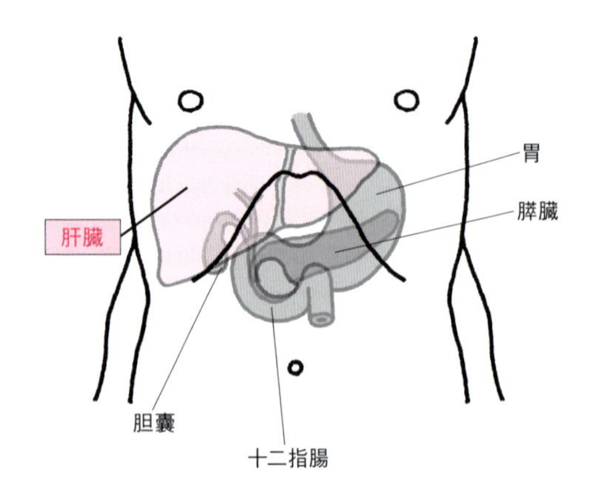

救外遭遇頻度	エコーの有用性
★	★★★

◉ couinaud 区域分類を“なんとなく”頭にいれておこう。

肝臓は解剖学的に**肝鎌状間膜**により左葉，右葉に分かれている。

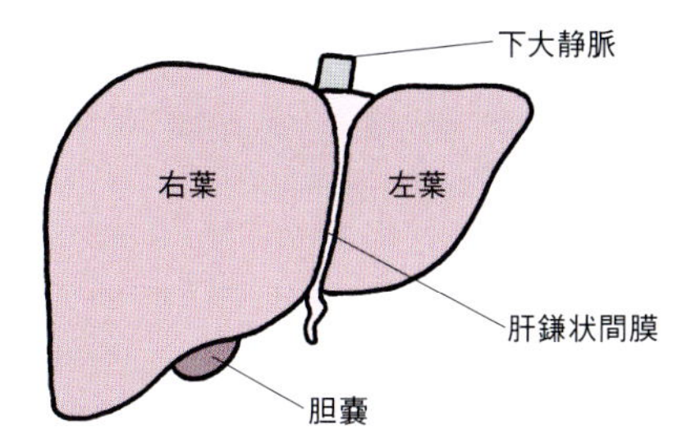

臨床では，胆嚢窩と下大静脈を結ぶ**カントリー（Cantlie）線**により左葉と右葉に分けている。

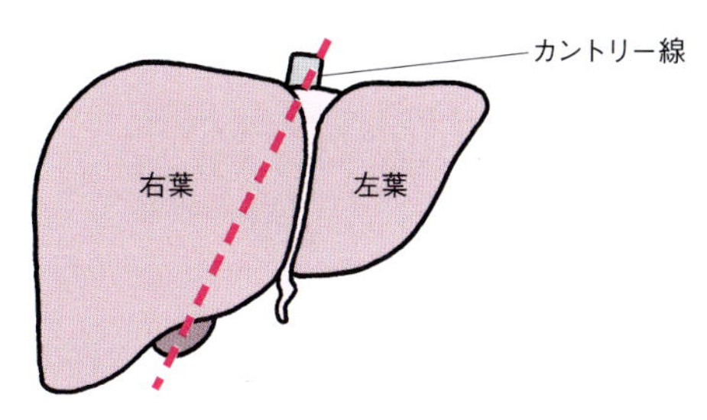

左葉と右葉は，門脈・肝静脈を基準にクイノー区域分類によって**S1～S8の8つの区域**に分類されている。**区域の中心を門脈・動脈・胆管が伴走**し，**区域の境を静脈が走行**する。

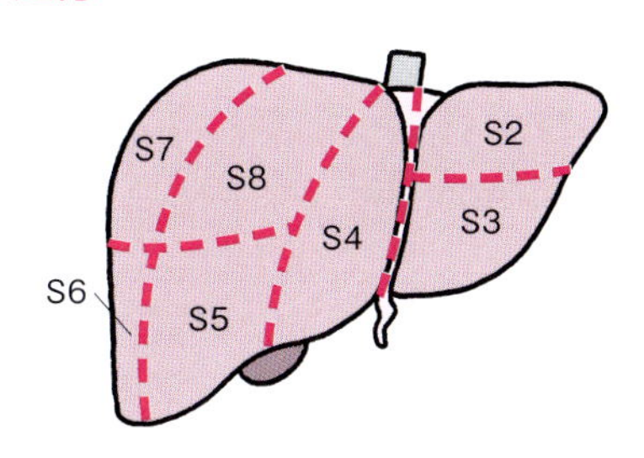

カントリー線に中肝静脈本幹がほぼ一致する。

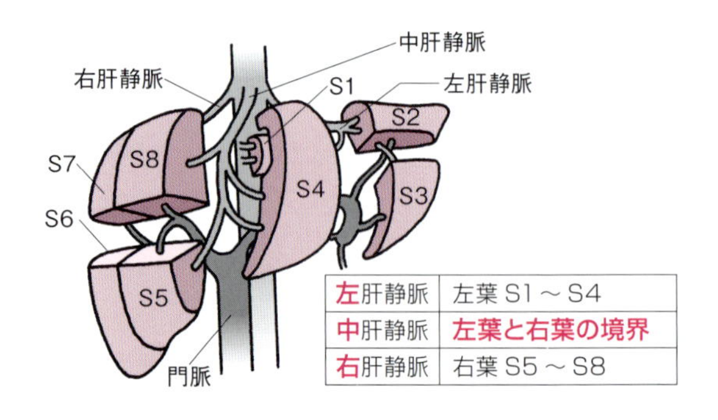

左肝静脈	左葉 S1 ～ S4
中肝静脈	**左葉と右葉の境界**
右肝静脈	右葉 S5 ～ S8

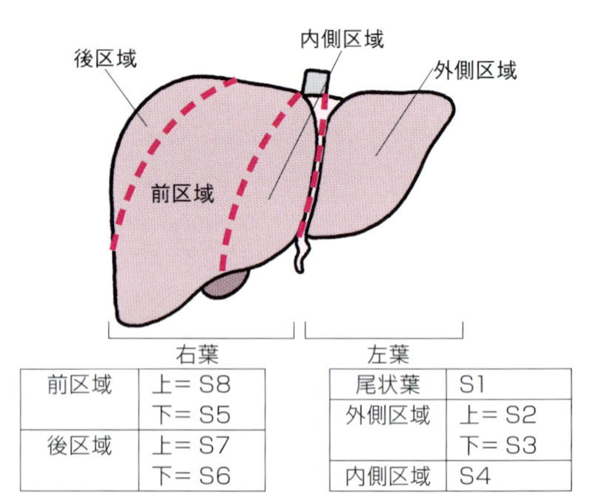

右葉

前区域	上＝S8 下＝S5
後区域	上＝S7 下＝S6

左葉

尾状葉	S1
外側区域	上＝S2 下＝S3
内側区域	S4

アドバイス

いきなり区域の話をされても嫌になるだけだと思うので，ここではさらっと見る程度でOK。
今後エコーを行うときに「**中肝静脈で左葉と右葉に分かれているんだな**」と意識することで少しずつ理解できるようになる。
まずはエコーをやってみる！これが最も大切。

▶頭に入れたらいざ実践!!

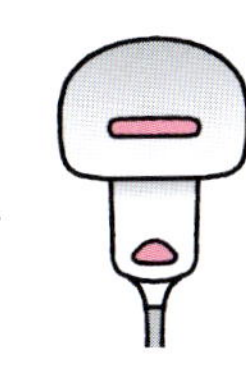

◉エコープローブは**コンベックス型**を選択。

ポイント

門脈か肝静脈かの区別が難しいことがある。そのときは，
- **どこから来ているのか元をたどる。**
- **一般的に門脈は血管壁が厚く，肝静脈は血管壁が薄い。**

という見分け方がある。
ちなみに**肝動脈は細いためエコーで見るのは困難である。**

基本のプローブ位置

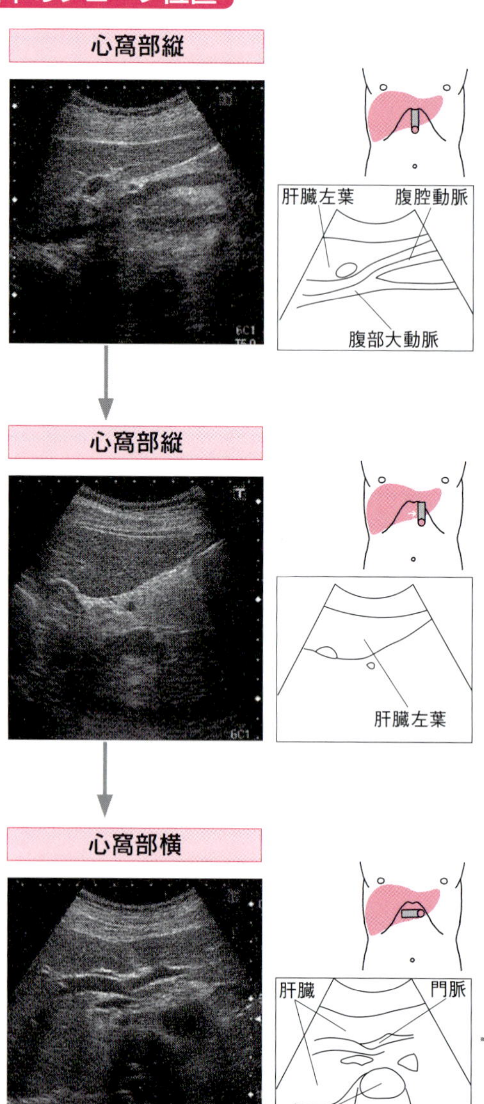

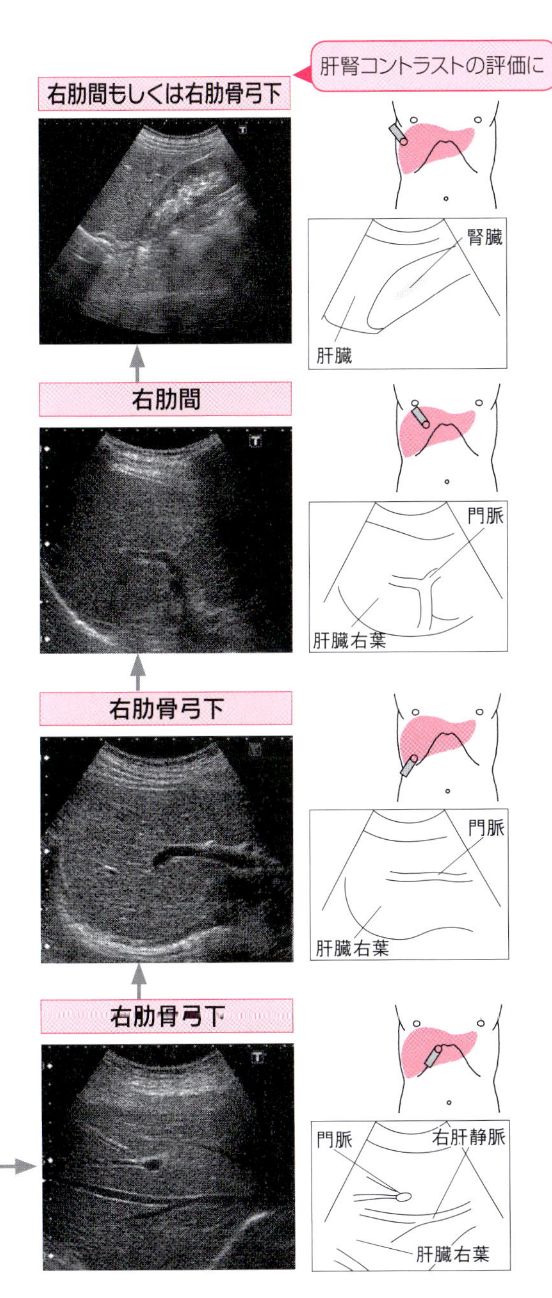
肝腎コントラストの評価に
右肋間もしくは右肋骨弓下
腎臓
肝臓
右肋間
門脈
肝臓右葉
右肋骨弓下
門脈
肝臓右葉
右肋骨弓下
門脈
右肝静脈
肝臓右葉

肝腎コントラスト

肝腎コントラストは，脂肪肝の所見として隣接する腎臓を比較すると**肝臓実質のエコーレベルが上昇し明るく見える**所見である。

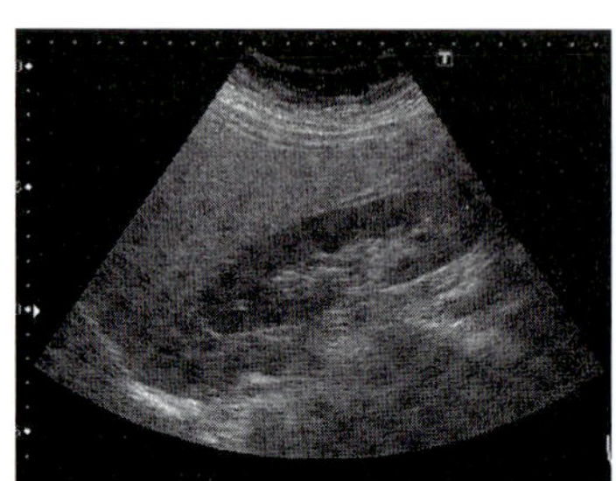

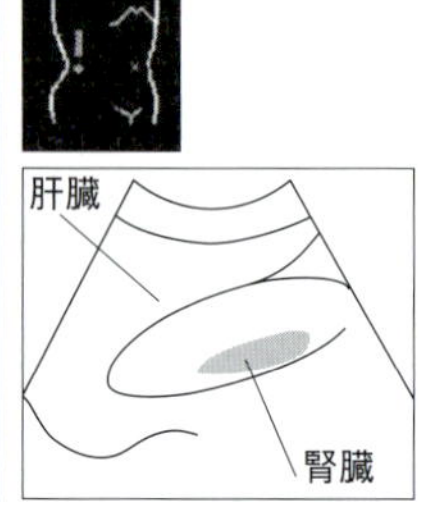

・肝と腎を比較すると肝が明るいのがわかる。また肝実質の脈管不明瞭化や，深部エコー輝度の低下も脂肪肝の所見である。

そのほかの肝臓所見①

脂肪肝

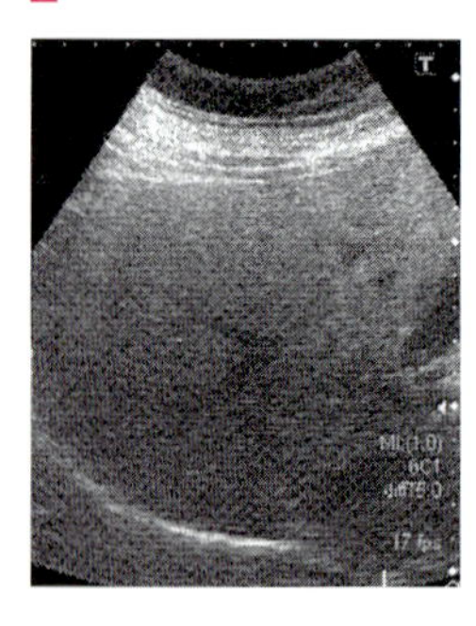

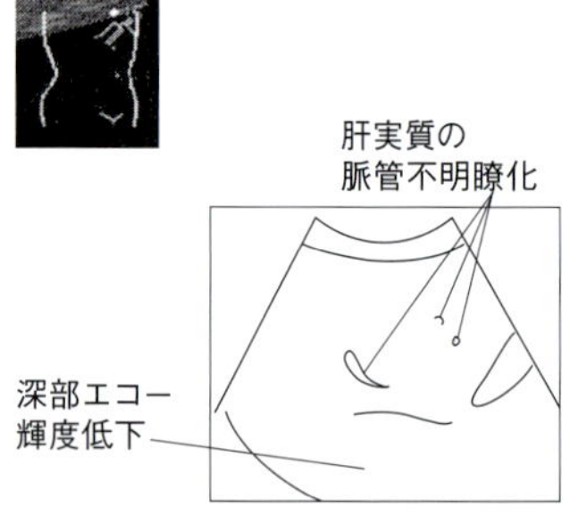

そのほかの肝臓所見②

肝嚢胞

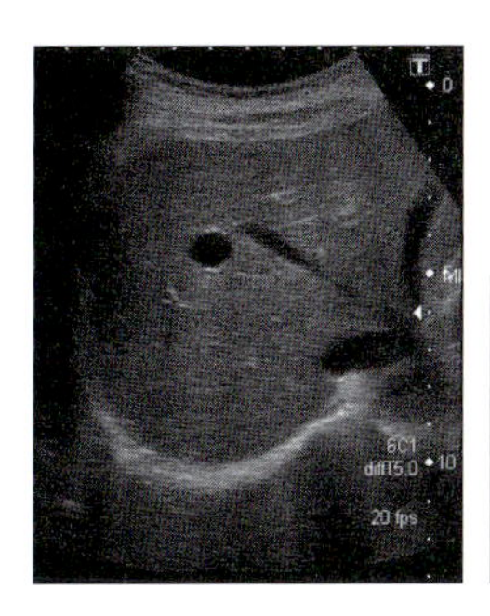

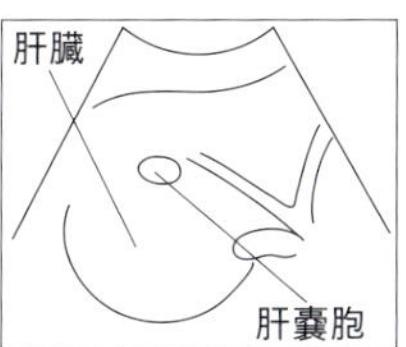

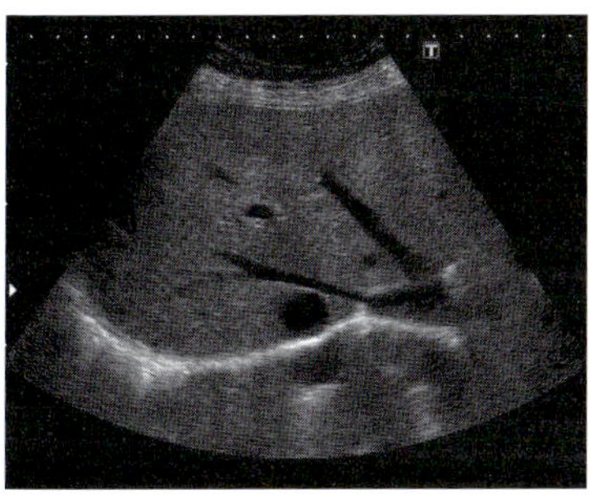

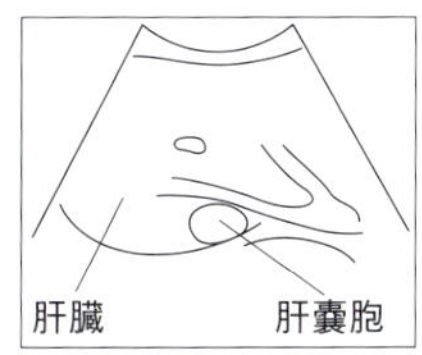

そのほかの肝臓所見③

肝腫瘍

（上下とも同一症例）

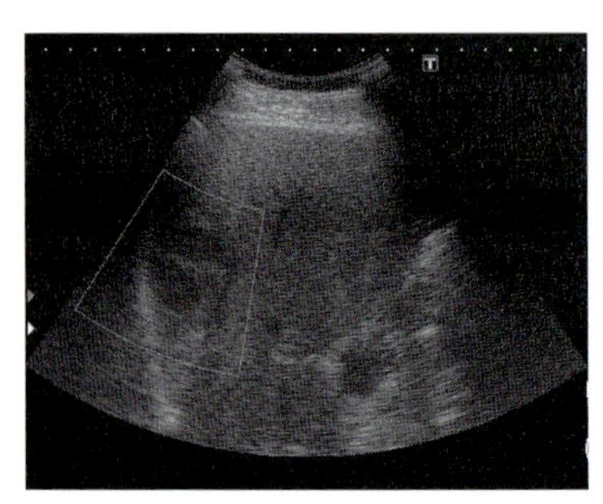

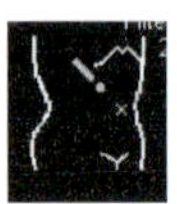

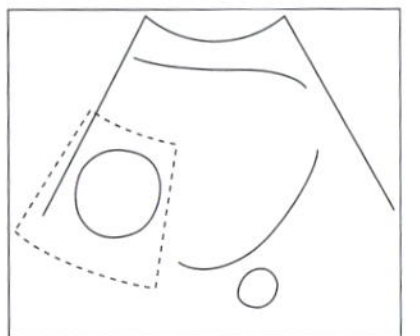

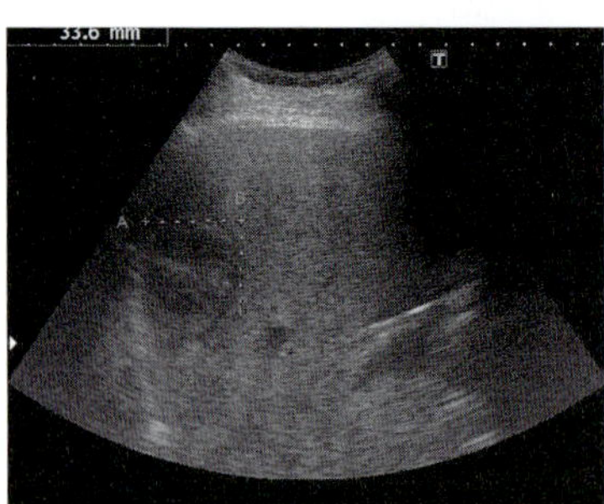

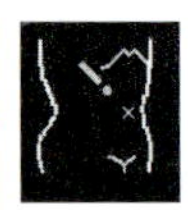

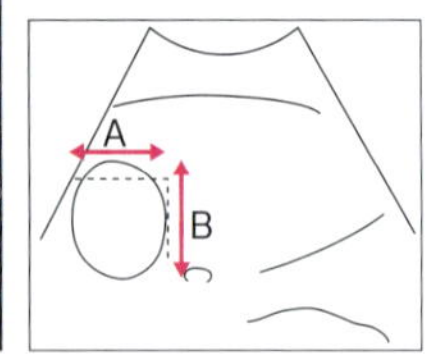

A=36.6mm
B=33.6mm

エコー所見

- 形状：円形
- 周囲との境界：やや不明瞭
- 辺縁：不整
- 約 37mm ×約 34mm の低エコー腫瘤を認める

〈単純 CT〉

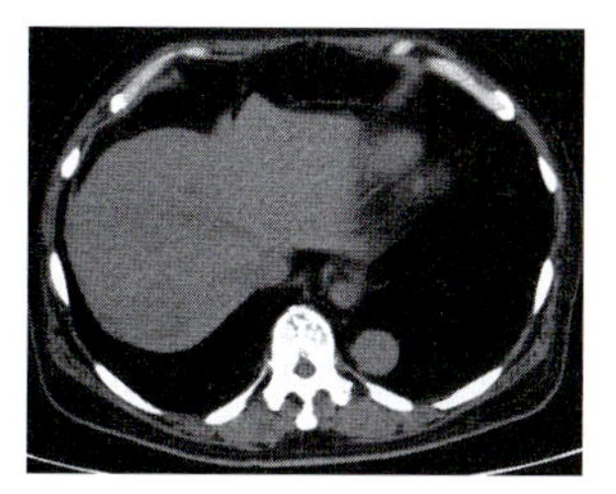

〈造影 CT（動脈相）〉

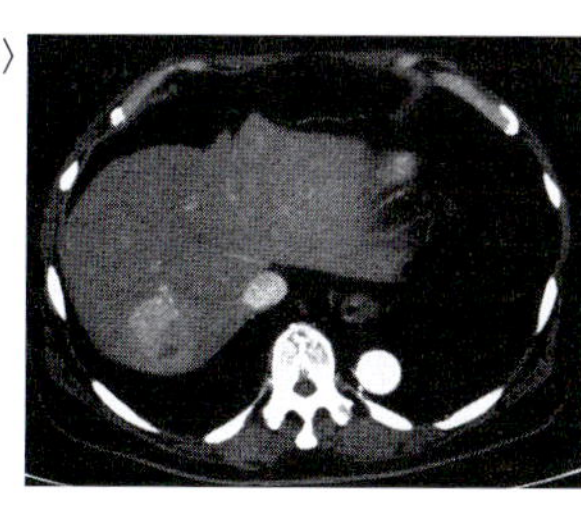

〈造影 CT（門脈相）〉

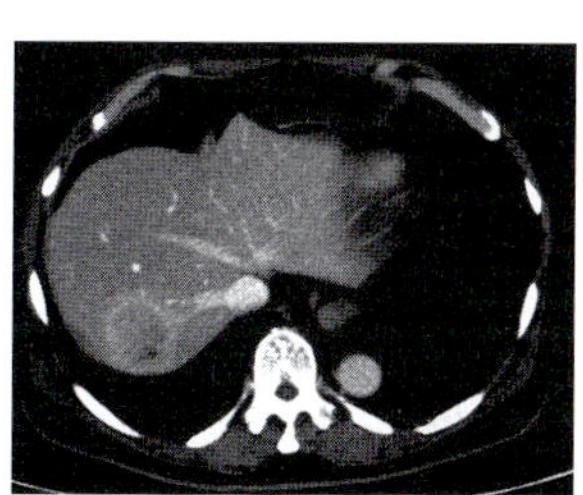

〈造影 CT（平衡相）〉

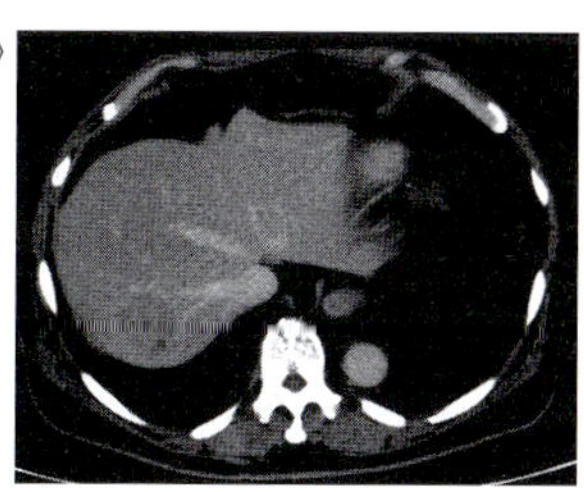

CT 所見

動脈相での濃染。門脈相での被膜構造が高吸収域として描出され，平衡相での染まり抜けを認め，肝細胞癌と考えられる。

そのほかの肝臓所見④

肝血管腫

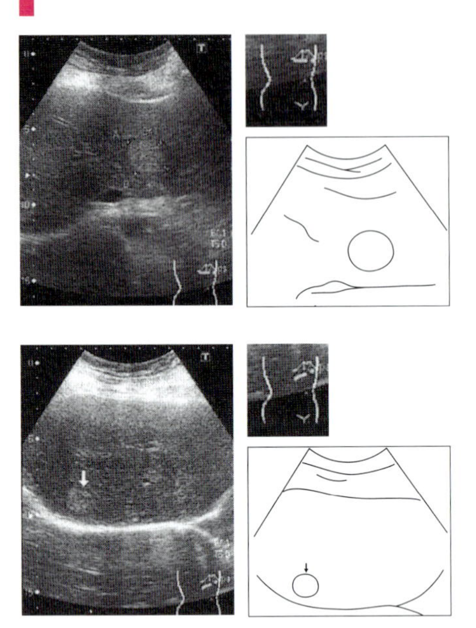

特徴

境界は比較的明瞭であるが，ややゴツゴツした多角形を示すことが多い。また，大型のものもある。大きくなると内部は肝臓実質と等エコーまたは混合エコーとなることが多い。ただし，高エコー腫瘤がすべて肝血管腫というわけではないので，注意が必要。

お詫びと訂正

『救急エコーはじめて手帖』（2015 年 3 月 10 日第 1 版第 1 刷発行）の写真に印刷上不適切なものがございました。

ここに深くお詫びいたし，訂正申し上げます。

2015 年 3 月 10 日メジカルビュー社編集部

正

p44- 上段

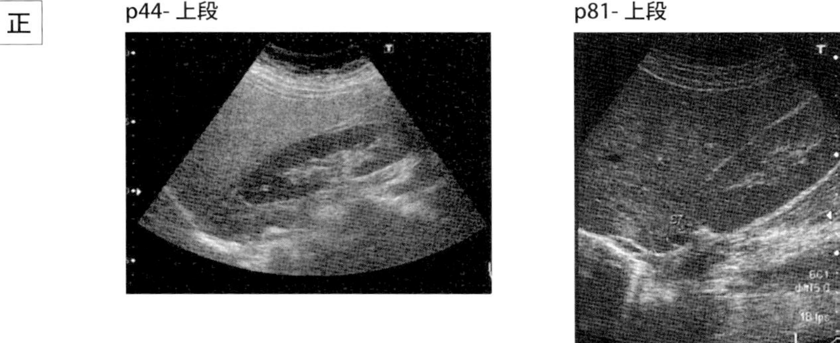

p81- 上段

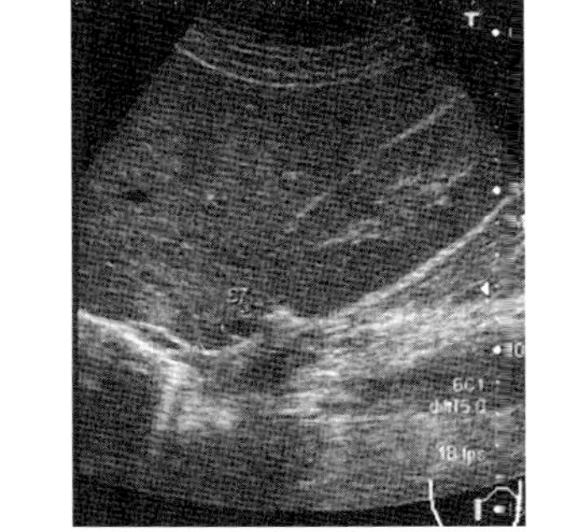

正

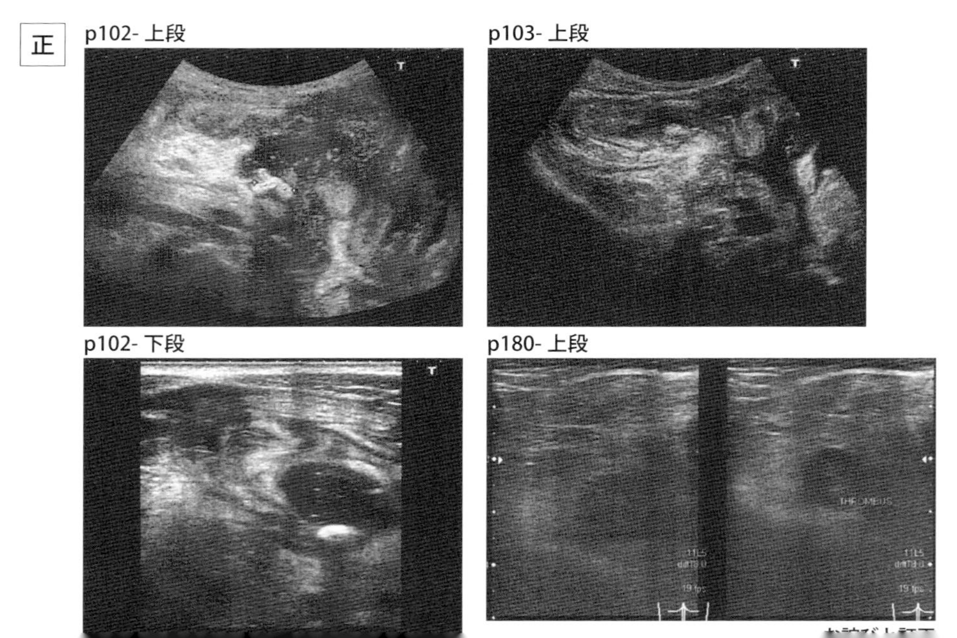

肝硬変

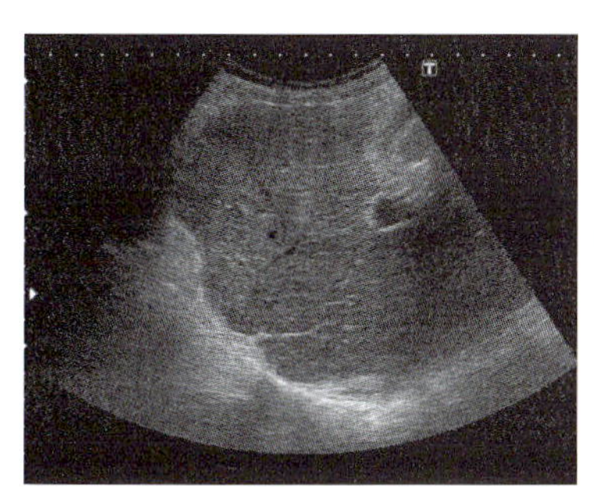

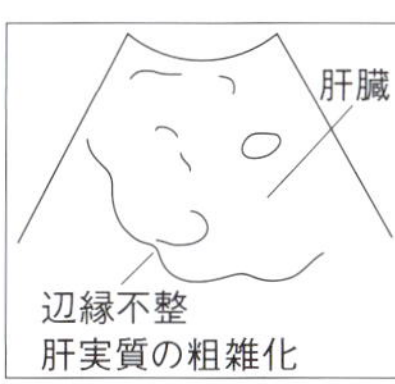

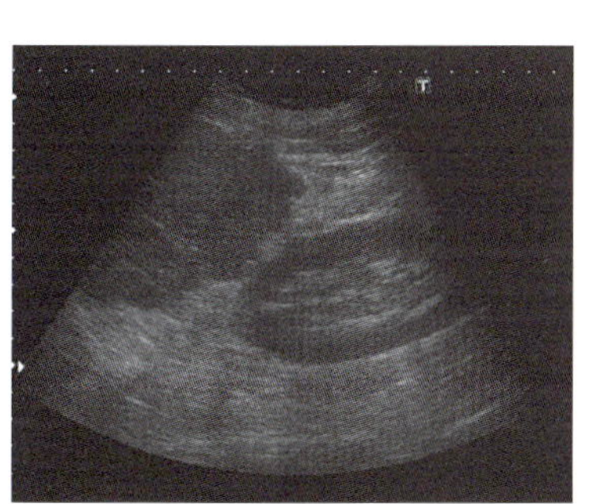

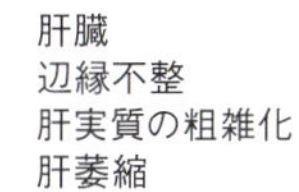

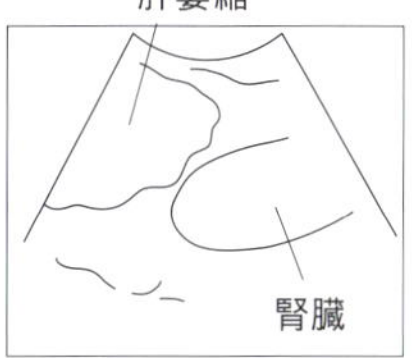

比較的わかりやすい
胆嚢

施設入院中の 86 歳，女性。昨日から 38℃台の発熱を認め，腹痛を訴えている。診察してみると右季肋部周辺で痛がる様子がある。
高齢者，発熱，右季肋部痛…フムフム。
プローブを手に持ちながら，
「腫大した胆嚢，拡張した肝内胆管，エコー Murphy's sign も見つけられるかもしれない」
と思い，エコーをあててみると…。

▶ここで描出したい画像

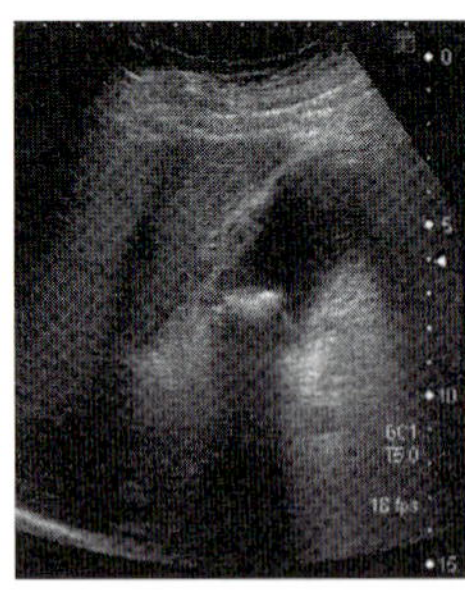

＝疾患

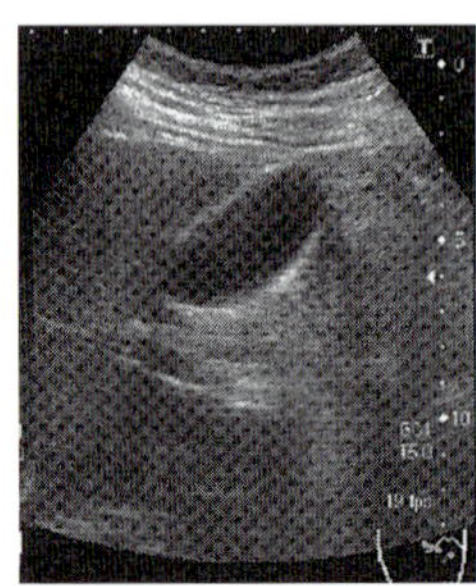

＝正常

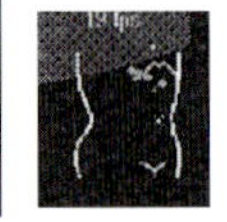

救外遭遇頻度
★★

エコーの有用性
★★★

エコーの難易度
★★

▶まずは胆嚢の位置を理解しておこう

腹側

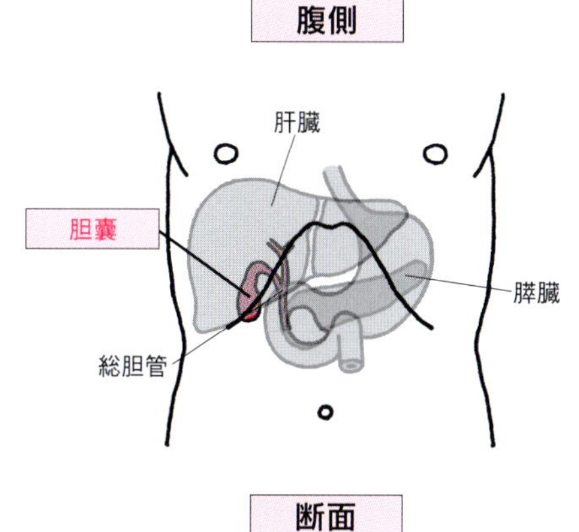

断面

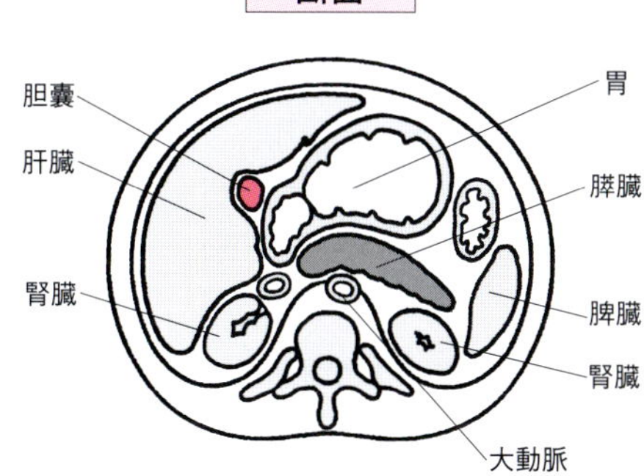

▶頭にいれたらいざ実践 !!

◉エコープローブはコンベックス型を選択。

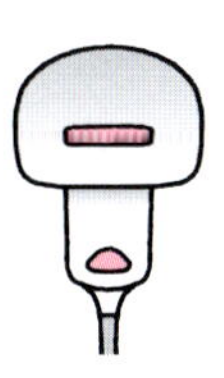

基本のプローブ位置

胆囊の大きさ：正常値

胆囊径	長径 8cm 以下 短径 4cm 以下
胆囊壁厚	3mm 以下

＊ただし，個人差が結構大きい。

右肋間

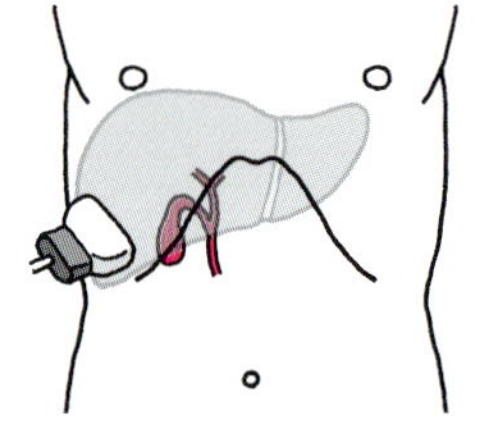

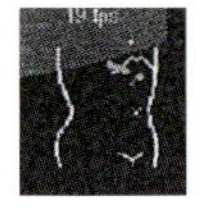

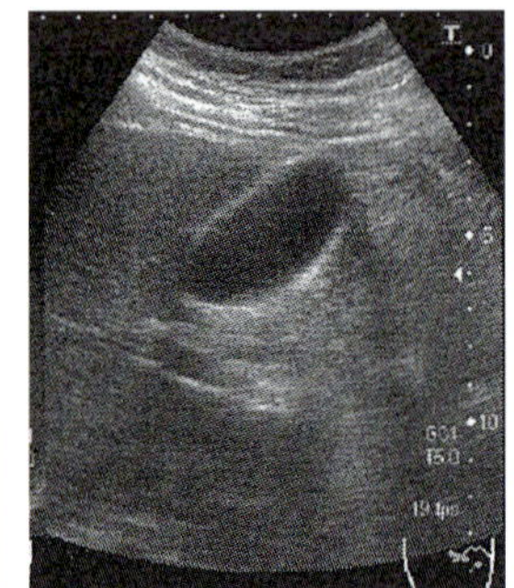

右季肋部

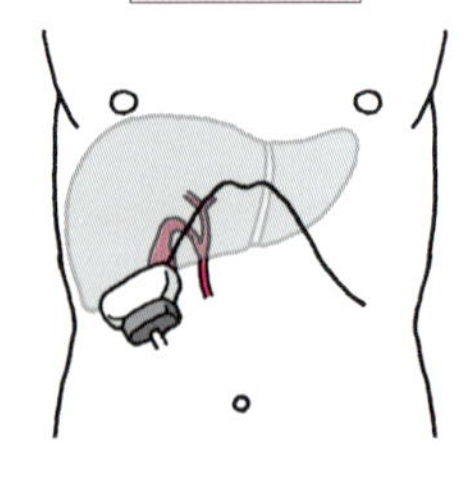

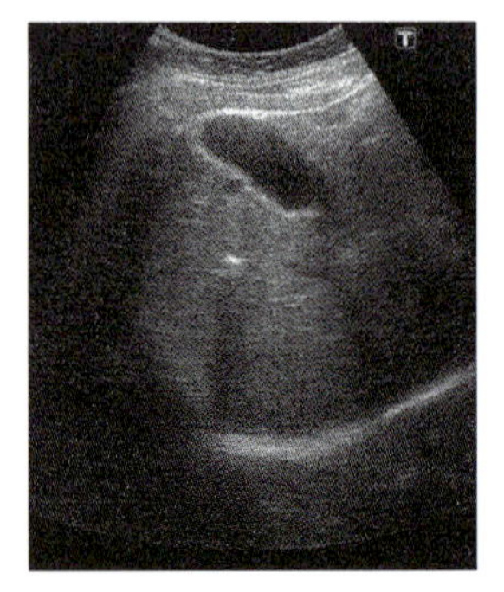

肝どころ

・胆嚢は肝臓に隣接して存在している。**肝臓を通して観察し**よう。

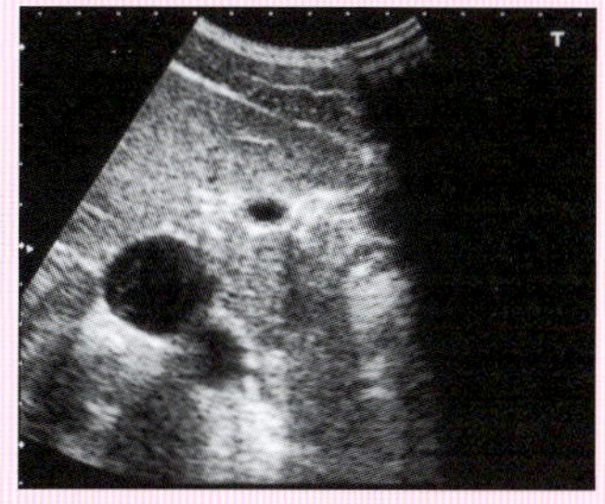

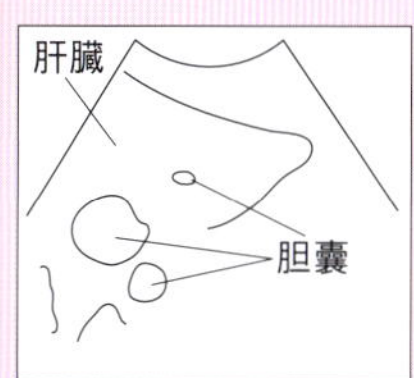

・もし胆嚢なのか血管なのか見分けがつかないときは**カラードプラを使ってみよう**。
・**胆嚢はカラードプラが入らない**ので区別できる。

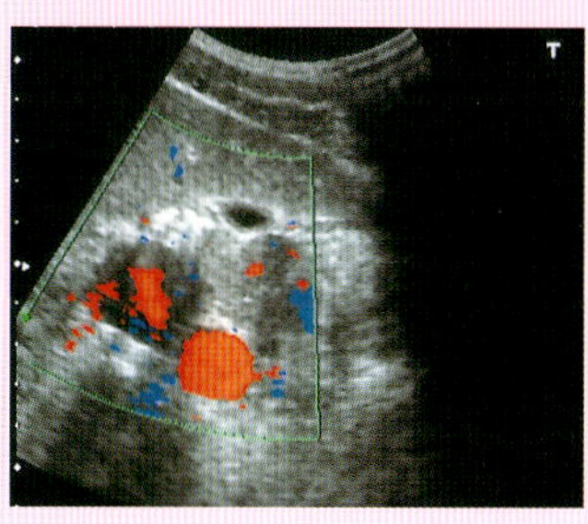

この時点でうまく見えない場合

1 プローブの位置が悪い。

2 **食事などにより，胆嚢が収縮して小さくなっている。**

解決法

1 プローブの位置が悪い。

↓

基本のプローブの位置をもう一度確認しよう。

走査は右肋間と右季肋部で行う。

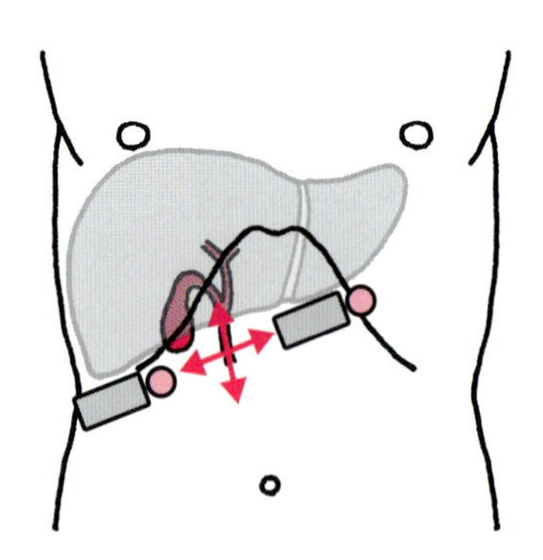

その場所で**大きくプローブを振ってみよう。**

2 食事などにより，胆嚢が収縮して小さくなっている。

↓

胆嚢は食事などに影響され形が変化する。

とくに**食後**，**胆嚢は縮小**する。また，**胆嚢壁も**4～8mm（正常は⇒p.52）へと**肥厚**して観察されることがある。

アドバイス

患者さんの**呼吸をうまくコントロール**することもテクニックのひとつ!!　**吸気時には**肝臓とともに胆嚢が肋骨弓より下方へ移動するので，**より観察しやすく**なる。ただし，息を吸わせたままや吐かせたままにしないように!

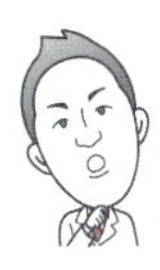

ここまでで胆嚢が描出できたかな?

急性胆嚢炎

▶もう一度今回の症例を見てみよう

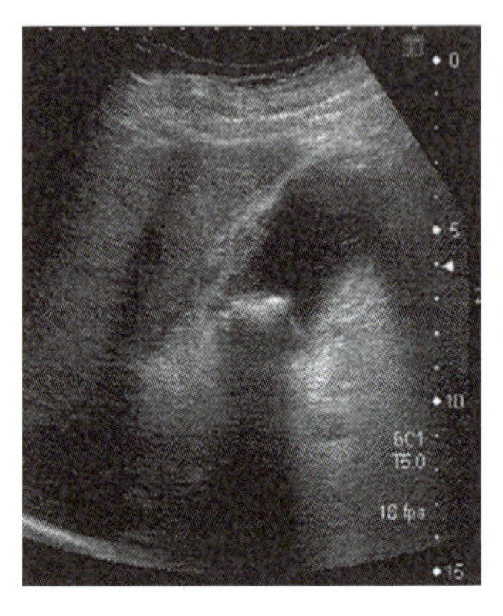

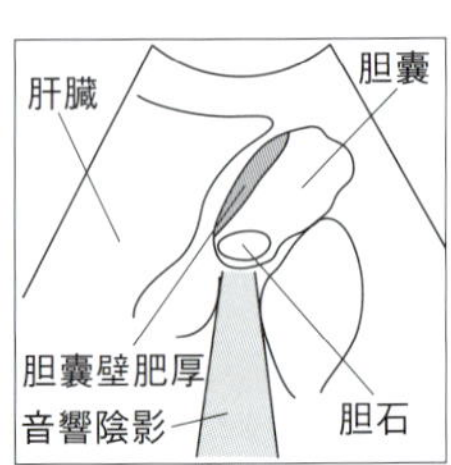

胆嚢炎の特徴的なエコー所見

① 胆嚢腫大：長径 8cm 以上，短径 4cm 以上
② 胆嚢壁：肥厚 4mm 以上，三層構造の観察
③ 胆嚢周囲への炎症波及
④ 胆嚢内の debri（デブリ）の存在

Advanced

胆嚢炎の診断をさらに高める方法として，胆嚢壁観察時にカラードプラやパワードプラを当てる方法がある。胆嚢壁の血流増加が観察されるとさらに強く胆嚢炎が示唆される。
昔のある研究[1)]では，

カラードプラ使用：感度 95%
パワードプラ使用：特異度 100%

とある。

1) Soyer P, et al: Color velocity imaging and power Doppler sonography of the gallbladder wall: a new look at sonographic diagnosis of acute cholecystitis. AJR Am J Roentgenol 1998; 171: 183-8.

ガイドラインを見てみよう

急性胆嚢炎のガイドラインには超音波所見として，以下の項目が挙げられている。

- 胆嚢腫大，壁肥厚，胆嚢結石，デブリエコー，ガス像，sonographic Murphy's sign，胆嚢周囲の液体貯留，胆嚢壁 sonolucent layer など。
- **Murphy's sign** は，右季肋部を手で押さえたまま患者さんに深呼吸させた際に痛みのために吸気が止まること。これがあると胆嚢炎などを疑う。
- **sonographic Murphy's sign** は，手ではなくエコープローブで押さえるもの。エコーで胆嚢を描出した状態で，患者さんに深呼吸してもらう。診断に有用とされている（感度 63.0%，特異度 93.6%）。
- **胆嚢壁 sonolucent layer** は，1979 年に Marchal らが「急性胆嚢炎の超音波所見」の論文[2)]で使用して以来使われるようになった用語であり，胆嚢壁内の低エコー帯のことをさす。急性胆嚢炎では胆嚢壁構造が厚くなり，典型的には高・低・高となったり，さらなる層構造を示すことがある。

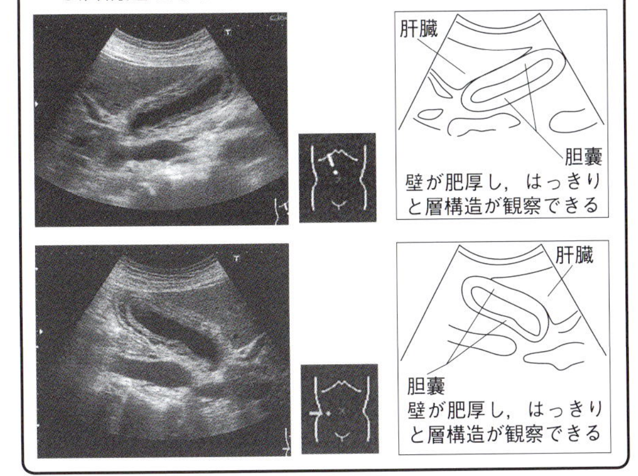

2) Marchal GJ, et al: Gallbladder wall sonolucency in acute cholecystitis. Radiology. 1979 Nov;133(2):429-33.

そのほかの胆嚢所見①

胆石症

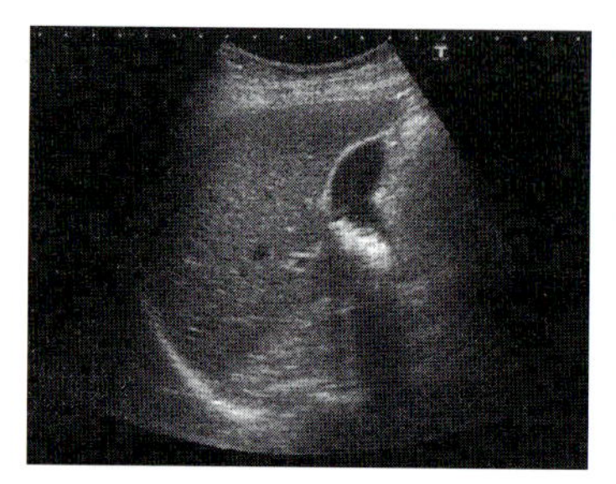

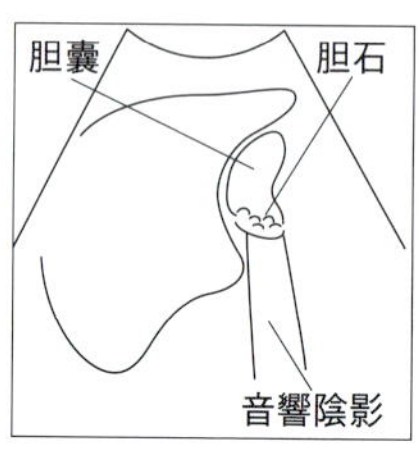

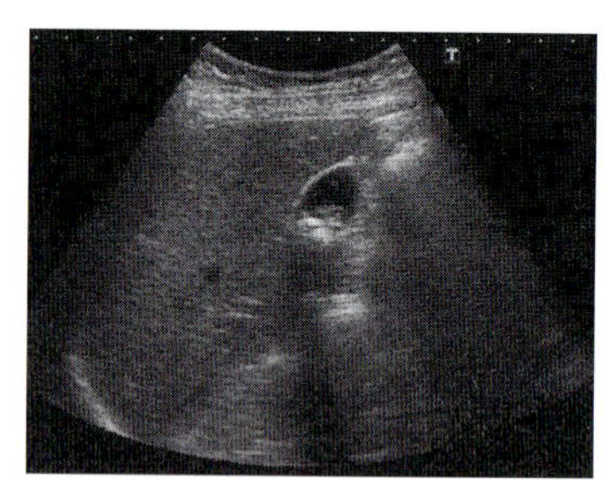

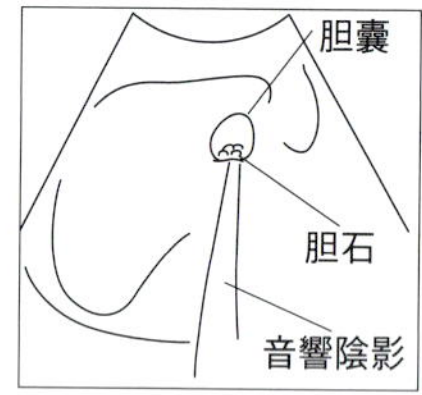

慢性胆嚢炎

- 胆石症を合併していることが多い。
- 繰り返す炎症により胆嚢壁は肥厚している。
- 右季肋部痛や上腹部不快感などの症状はいずれも軽度で圧痛もないことが多い。

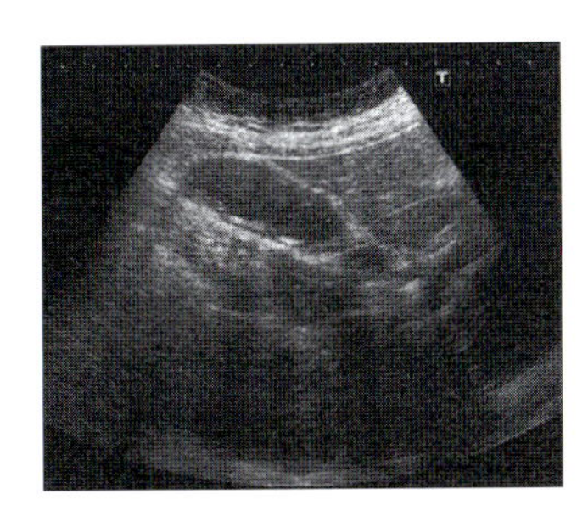

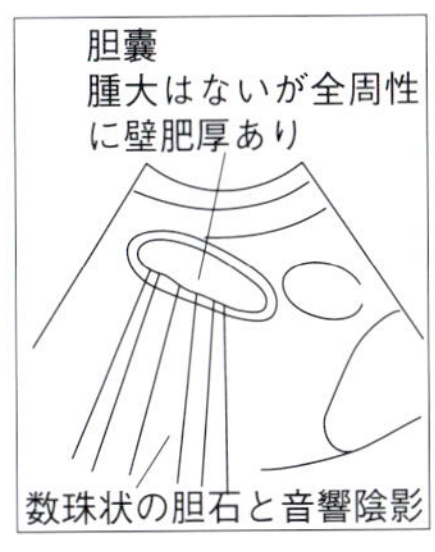

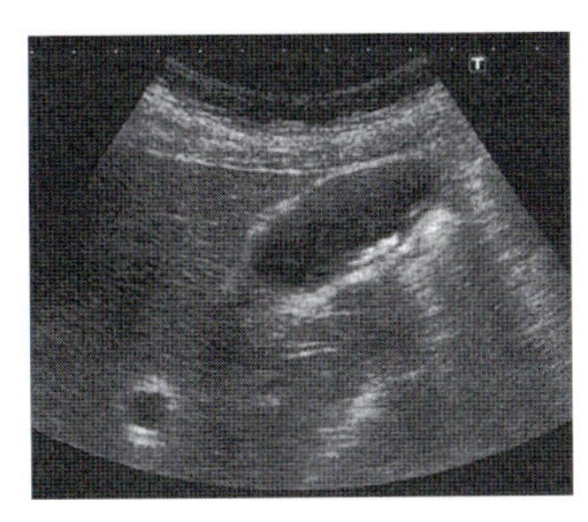

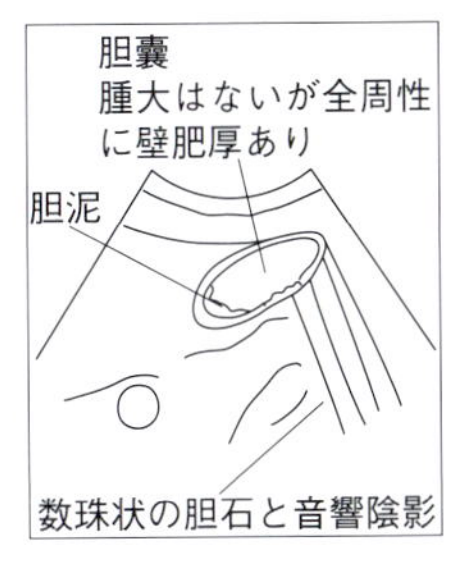

そのほかの胆嚢所見③

胆嚢癌

写真上下は同一症例の別アングルからの所見。

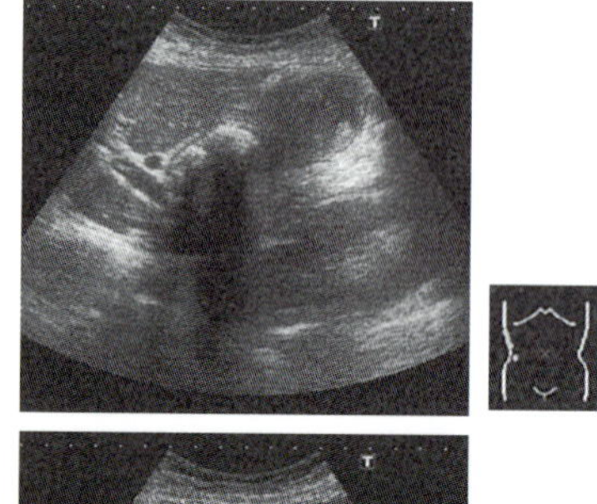

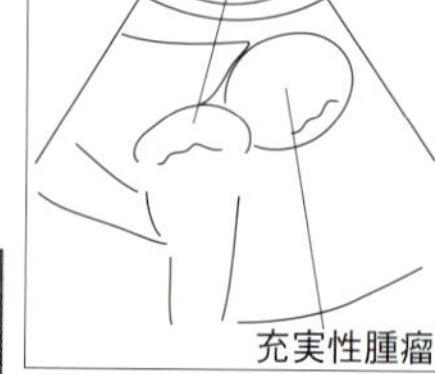

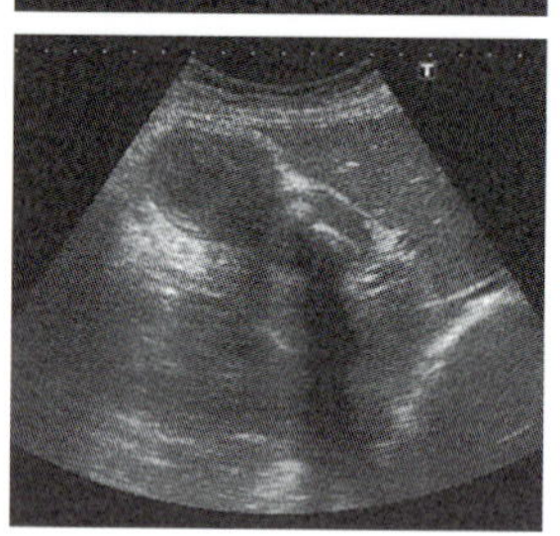

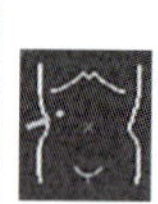

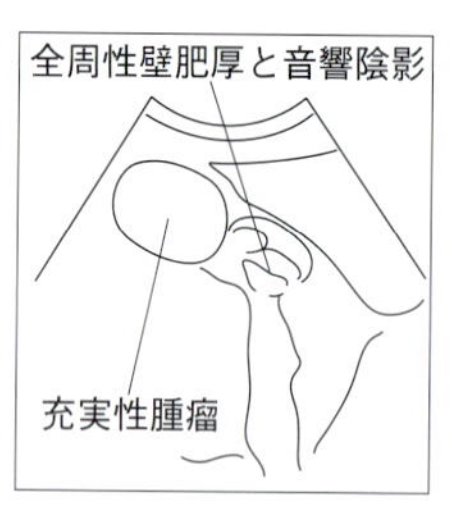

胆嚢と思われる位置に全周性に壁肥厚し，一部に充実性の腫瘤を認める。

同症例のCT画像

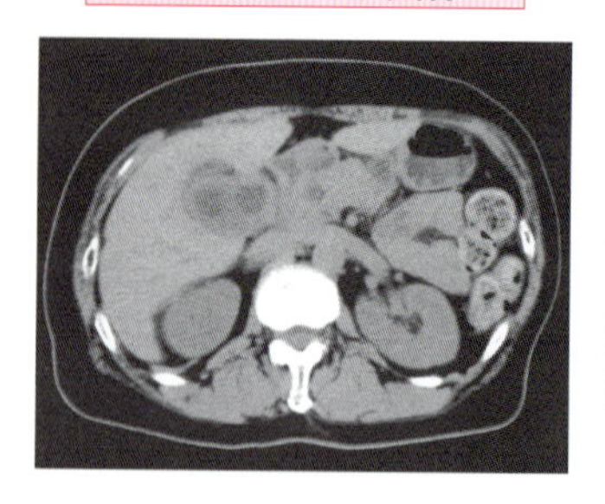

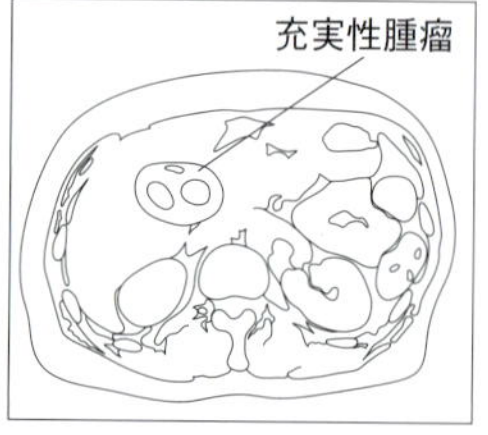

そのほかの胆嚢所見④

総胆管結石症

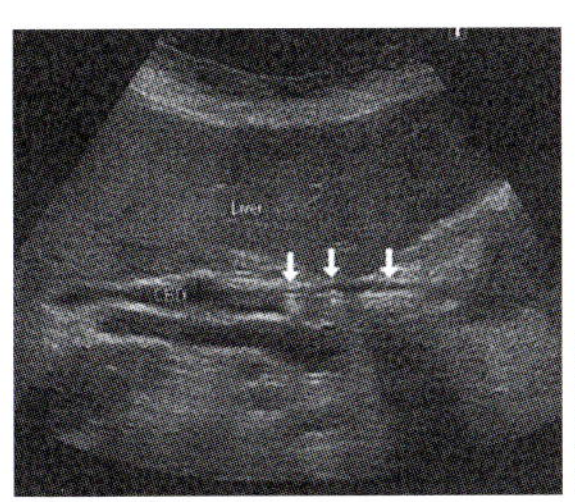

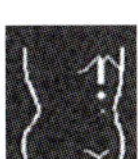

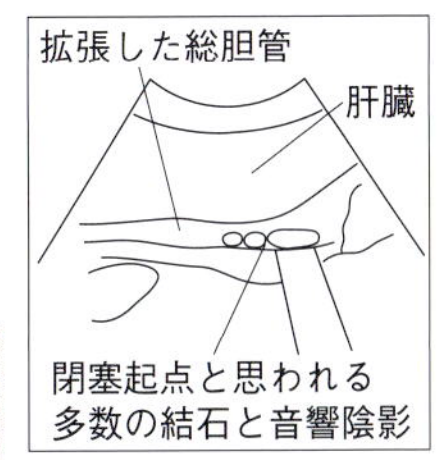

総胆管の拡張，総胆管内の結石（閉塞起点）が認められる。

総胆管の正常範囲は 6mm 以下（胆嚢切除後は 10mm くらいになることもある）なので，エコー上拡張した胆管をみつけたら，下流のどこかで閉塞しているということ。可能であれば，エコーを使って胆管を追い閉塞起点を探してみよう（ただし，総胆管結石描出のエコー感度は 40% 前後）。

総胆管結石や胆管の拡張を認めたら，CT や MRI を使った MRCP* でしっかりと精査し，消化器内科や外科の医師にコンサルトすることを忘れてはいけない。

胆管の走行と結石を思い出しておこう。

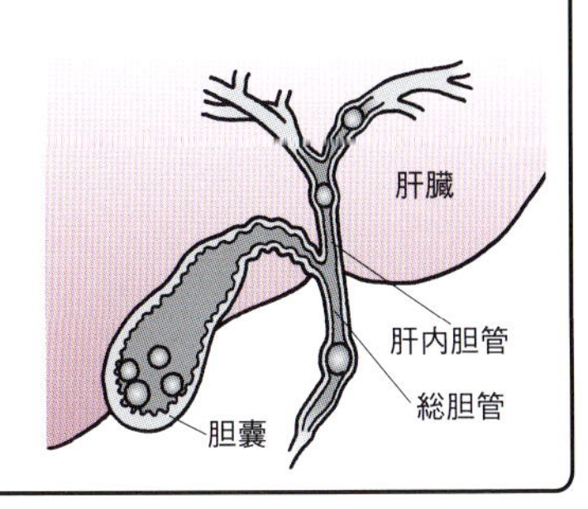

* MRCP：magnetic resonance cholangiopancreatography　MR 胆管膵管撮影

第3章 腹部／胆嚢

肝内胆管拡張

肝内胆管が出てきたので，少し説明を。

肝内胆管は通常 1～3mm で非常に細く肝内で目立つことはない。
目立つときは，肝内胆管の拡張が疑われる。そのときにはどこかに閉塞起点がある可能性がある。

写真上下は同一症例の別アングルからの所見。

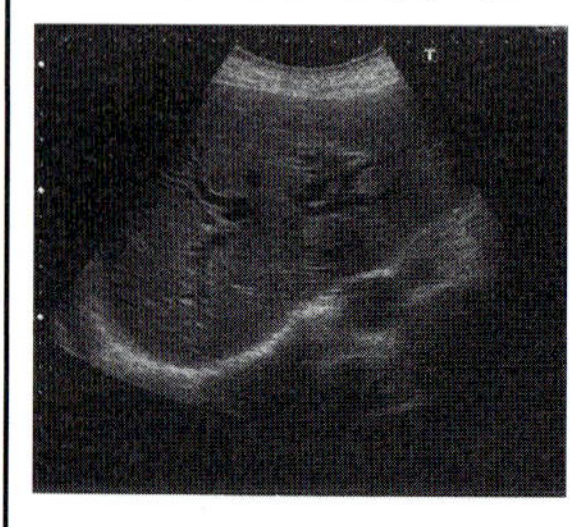

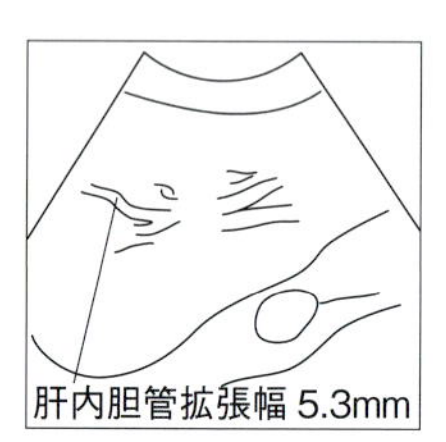

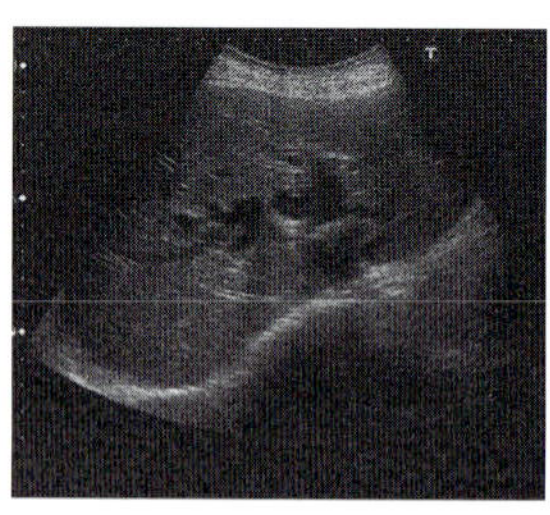

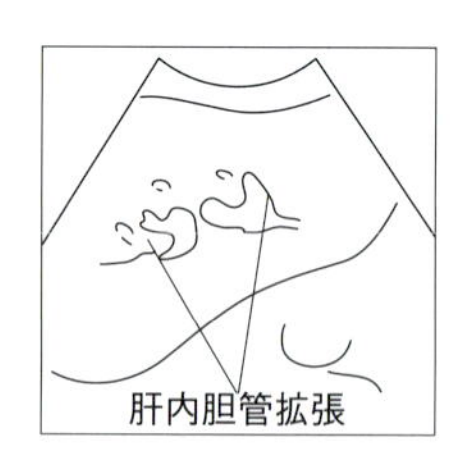

この症例での閉塞起点は膵癌によるものであった。

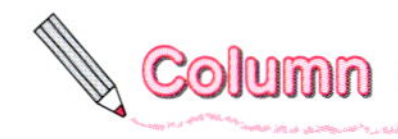

ルーチン

突然ですが，ルーチンワークはありますか。ルーチンとは，決まり切った手順，手続き。日常の仕事，日課のこと。ルーチンで有名なのは，野球のイチロー選手だ。試合前は，毎回同じようにウォーミングアップをして，打席に向かうそうだ。

ルーチンの効果としては，習慣化させること。なぜなら，人の習慣はかなり強固なもので，一度習慣化するとやらないことが気持ち悪くなる。逆にやることで，気持ちが落ち着く。

ただ，何の工夫もなく続けるだけだと，それはルーチンではなく，ただのマンネリになってしまうので，要注意。ちなみに，私のルーチンは，朝のコーヒー。朝のコーヒーの匂いで気持ちがリセットされ，新たな1日が始まったことを感じて，その日やることを考え始める。

勉強するとき，学会発表の前，自分の中のルーチンがいろいろな場面で自分を救ってくれるかも。

なかなかみつけるのが難しい
膵臓

60 歳，男性，大酒家。急に上腹部および背部の痛みを訴えて救急車にて搬送。

心筋梗塞，胆嚢炎，大動脈解離…。
「どれも可能性がある。何でもアリだー」と思いながらエコーを手にして…。

▶ここで描出したい画像

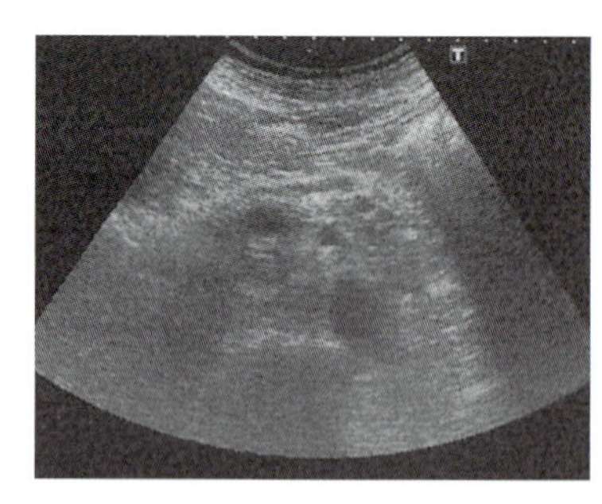

＝疾患

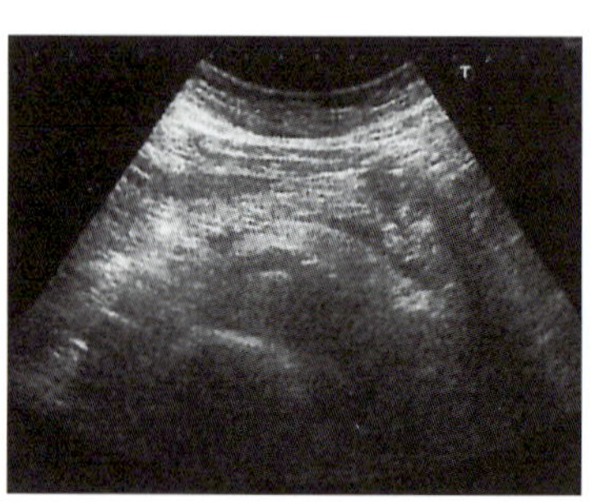

＝正常

救外遭遇頻度	エコーの有用性
★	★★

▶まず膵臓の位置を理解しておこう

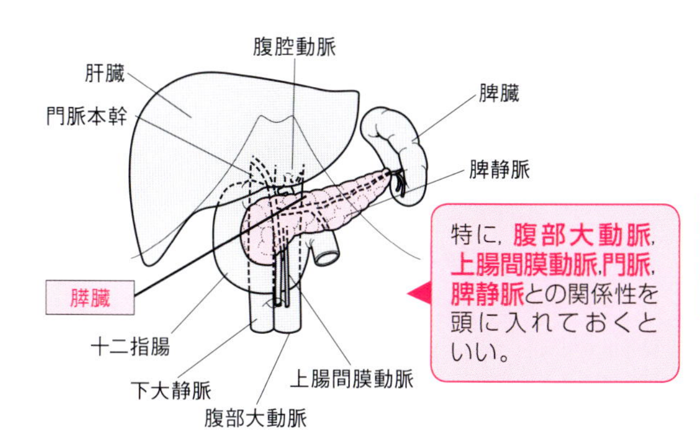

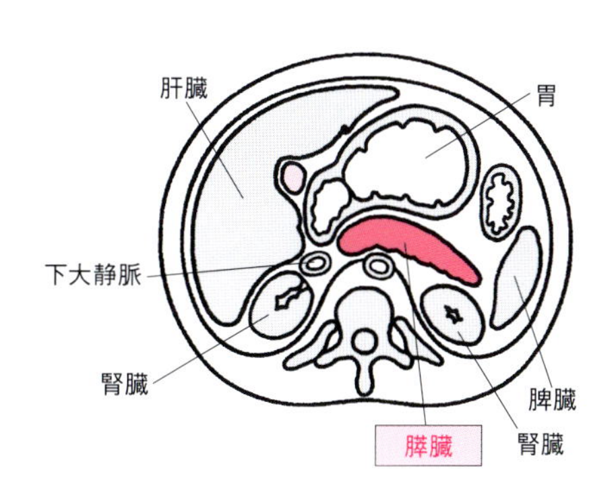

▶頭にいれたらいざ実践!!

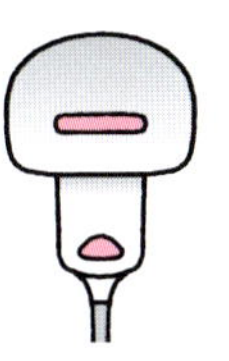

◉エコープローブはコンベックス型を選択。

基本のプローブ位置

心窩部横

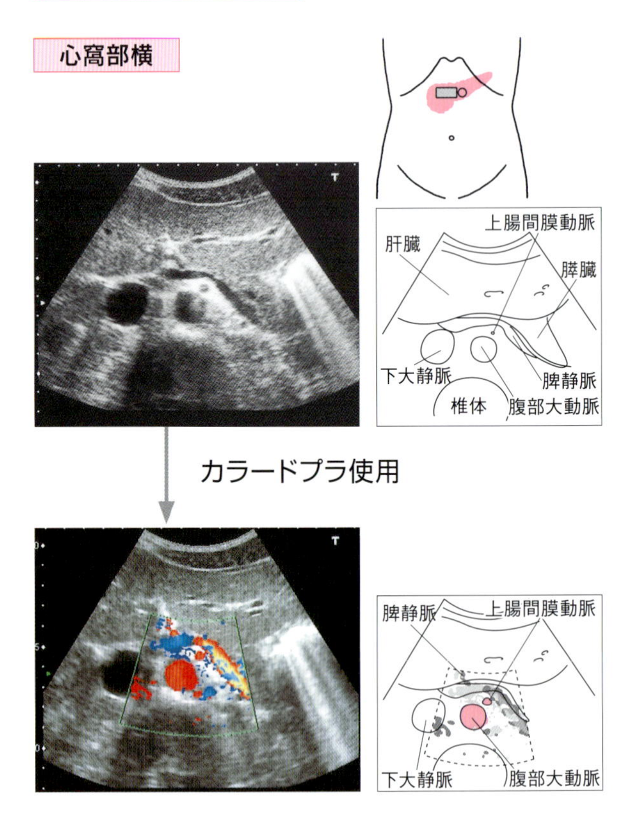

心窩部横

腹腔動脈と上腸間膜動脈に挟まれるように膵臓が観察できる。

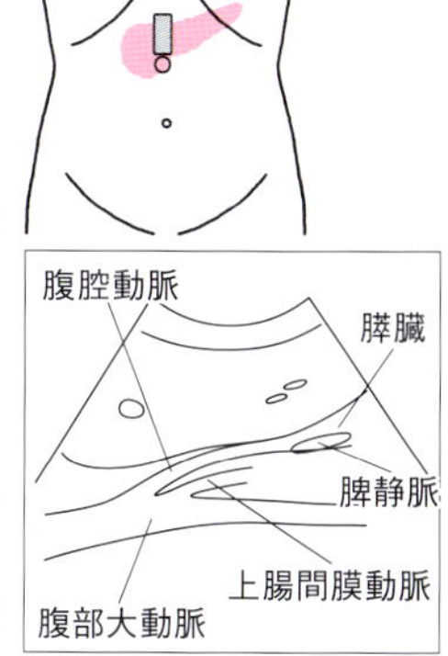

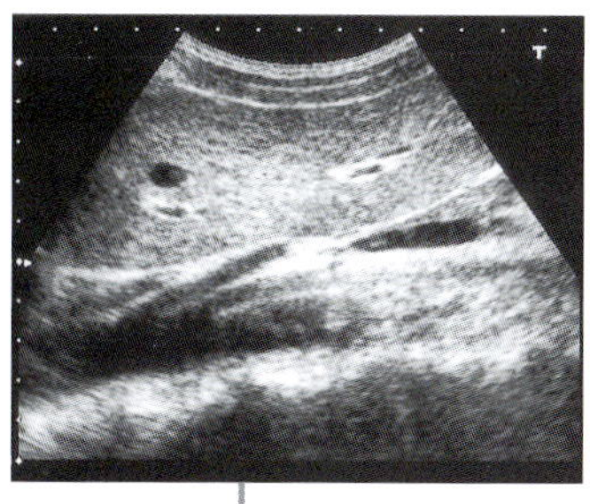

カラードプラ使用

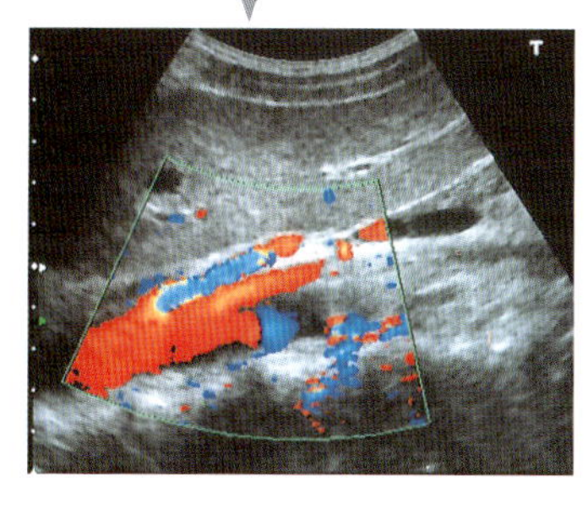

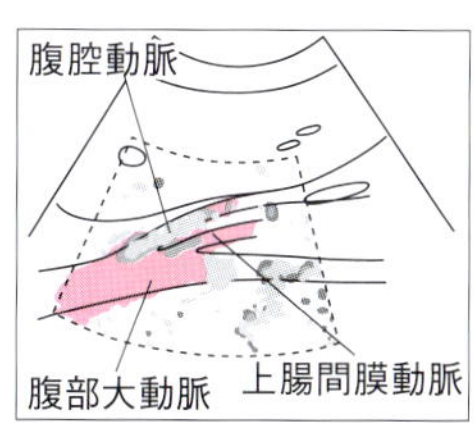

肝どころ

膵尾部に向うに連れて頭側へ。
左上方に向って斜めに存在する。

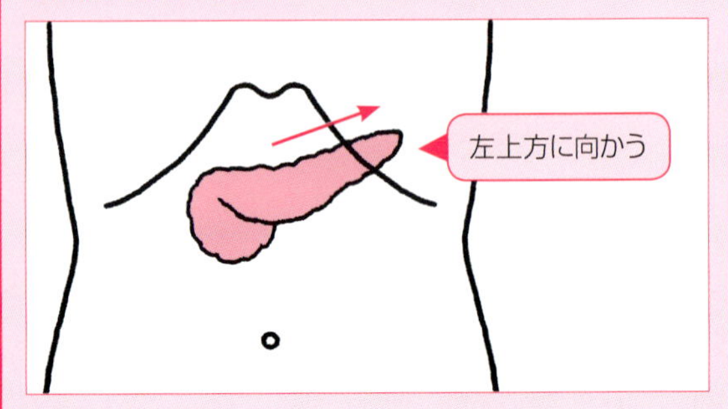

胃内ガスで膵尾部が，消化管ガスで膵全体が，見えないことも多い。
一生懸命見ようとしても，見えないときは見えない！
決して**深追いして時間をかけすぎない**‼

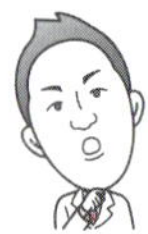

ところで，膵頭部・体部・尾部の境界・分け方を知っていますか？

膵頭部・体部・尾部の分け方

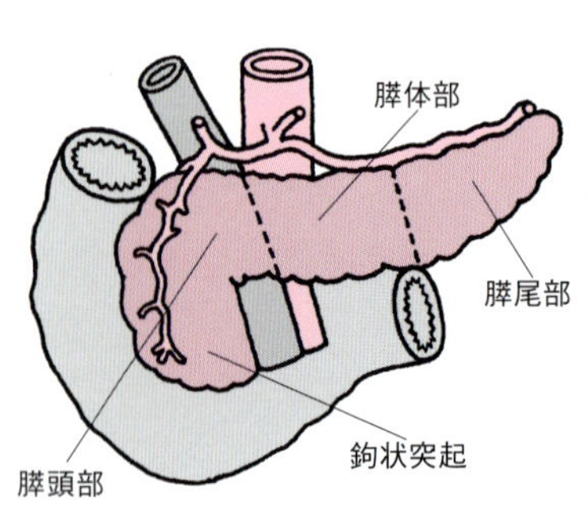

膵頭部と体部の境界：上腸間膜静脈・門脈の左側縁
膵体部と尾部の境界：膵頭部を除いた尾側膵を2等分する線
膵頸部と鉤状突起は頭部に含める

この時点でうまく見えない場合

1 プローブの位置が悪い。
2 腸管ガスがかぶっている。

解決法

膵臓描出の3つの方法

1 **剣状突起と臍の中間よりやや上**（剣状突起寄り）に，左斜めにプローブを置いてみる。

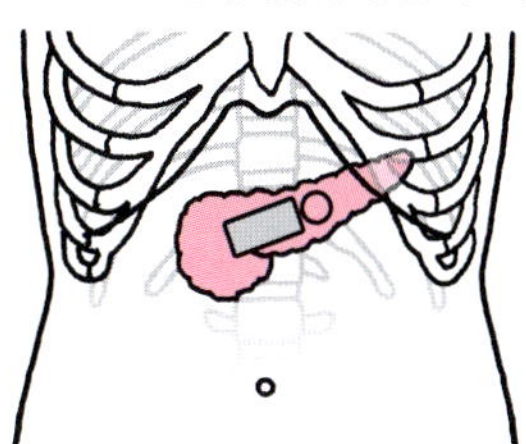

2 見えないときはプローブを縦にして，大動脈を描出する （p.67）。
腹腔動脈と上腸間膜動脈に挟まれているもの，そう！ それが**膵頭部**。
膵頭部を逃がさないように気をつけながら，**プローブを90°回転**する。

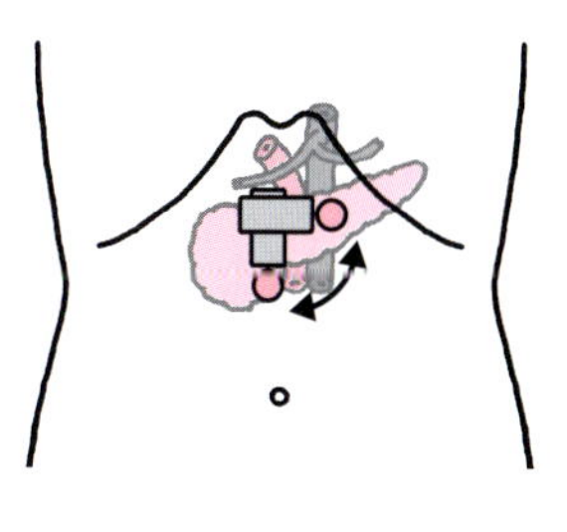

3 それでも見えないときは，腸管ガスの影響の可能性あり。
患者さんが起きられる状態なら，**上半身を起こしてもらおう**。

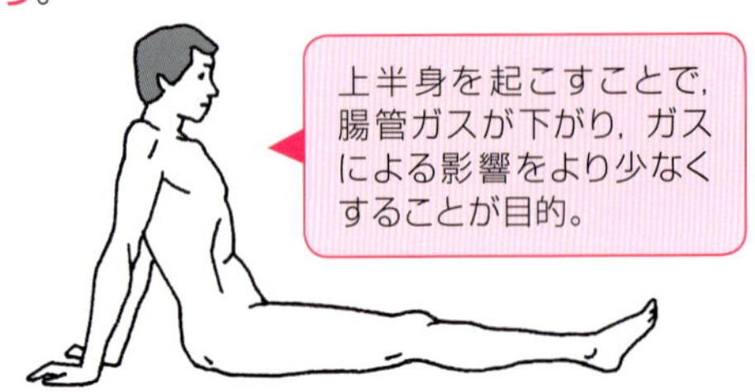

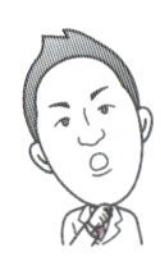

ここまでで膵臓は描出できたかな？

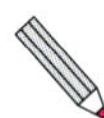

Column

気分転換

何かに行き詰まったとき，ストレスが溜まってきたとき，どうやって気分転換しているだろうか？
現実逃避するためにネットで妄想旅行をする，ひたすら寝る，コーヒーを飲む，何かのにおいを嗅ぐ，散歩してみる，トイレに籠る…。気分転換の方法に決まりはないし，正解もないから，なんでもありだと思う。ただ，最も大切な原則を忘れない限り。
それは，原因となったものから「完全」に離れて，何かに没頭すること。
今の時代はどこかで何かに繋がれている。その大きな原因の1つ，携帯電話。
たまには，携帯電話の電源をOFFにして，1日を過ごしてみては？

急性膵炎

▶もう一度今回の症例を見てみよう

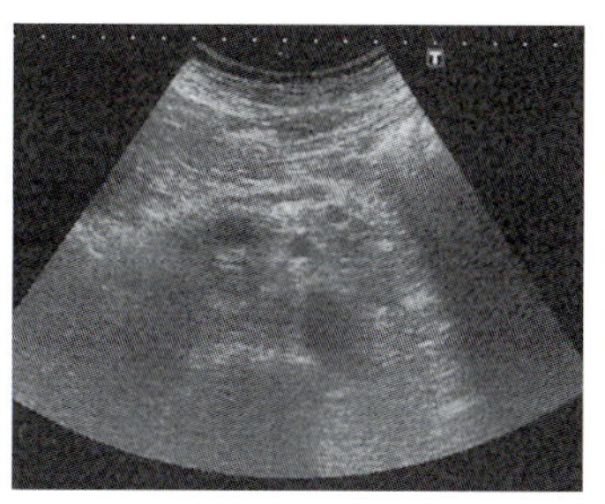

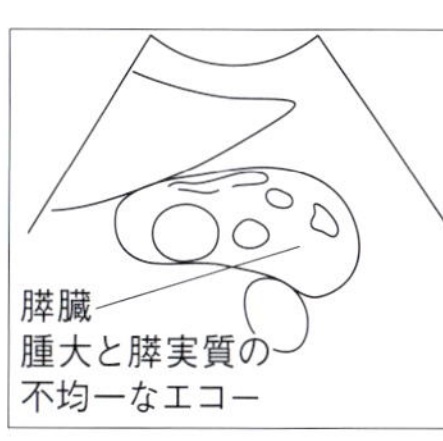

所見

①膵腫大

②膵実質エコー低下もしくは不均一なエコー

膵腫大の定義

膵臓の腫大拡張に関して，明確な定義はないが

膵頭部：3cm
膵体部：2cm } 以上を腫大
膵尾部：2cm
膵管　：3mm 以上を拡張

としている施設が多い。

ちなみに，診断基準を見てみると，

急性膵炎臨床診断基準（2008 年改訂）

1）上腹部に急性腹痛発作と圧痛がある。
2）血中，または尿中に膵酵素の上昇がある。
3）超音波，CT または MRI で膵に急性膵炎に伴う異常所見がある。

上記 3 項目中 2 項目以上を満たし，他の膵疾患および急性腹症を除外したものを急性膵炎と診断する。ただし，慢性膵炎の急性発症は急性膵炎に含める。膵酵素は膵特異性の高いもの（膵アミラーゼ，リパーゼなど）を測定することが望ましいとされている。

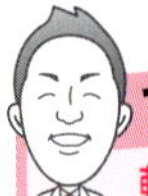

アドバイス

軽症の膵炎ではエコー上は正常膵を呈することも多い。
エコーだけに頼らず身体所見などを併せて判断することが大切！

慢性膵炎

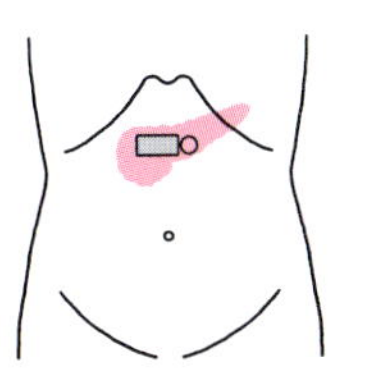

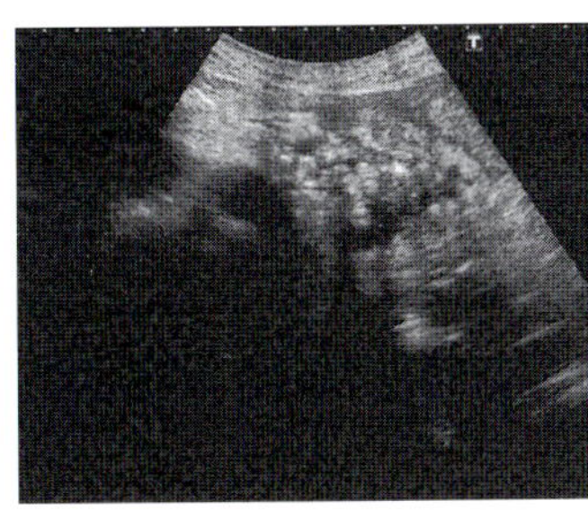

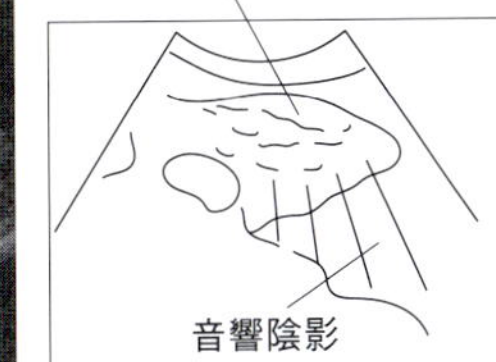

・膵管内の明らかな結石
・膵全体の複数ないしびまん性の石灰化

明らかな音響陰影を伴わないものは，膵石としての所見から除外される。

⬇

確定診断に至らないときは ERCP（endoscopic retrograde cholangiopancreatography; 内視鏡的逆行性胆管膵管造影）などが検討される。

そのほかの膵臓所見②

膵嚢胞，仮性嚢胞

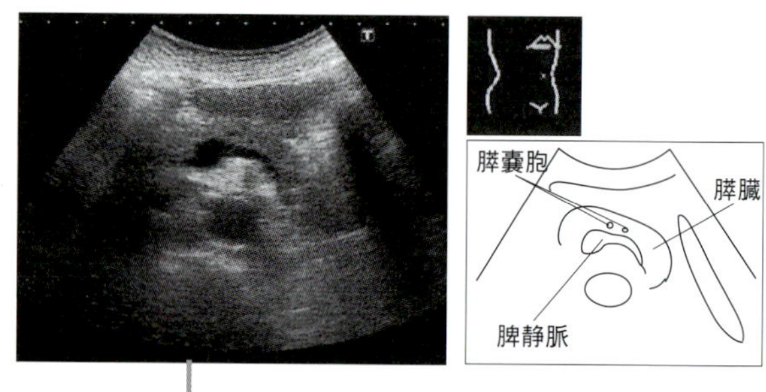

リニア型で拡大し観察

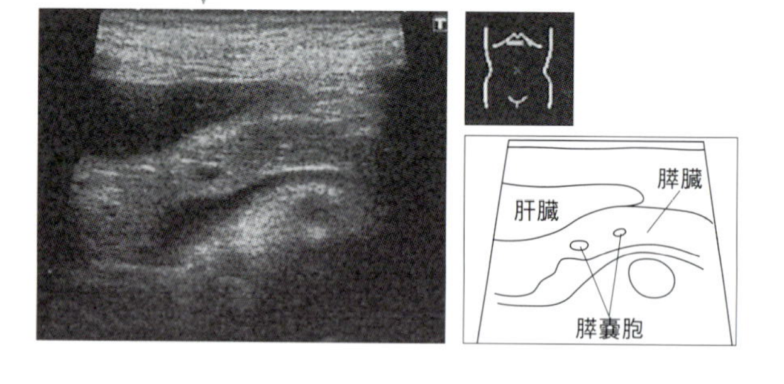

真性嚢胞：嚢胞内部が上皮細胞で覆われている。
仮性嚢胞：　　　　〃　　　　覆われていない。

膵腫瘍

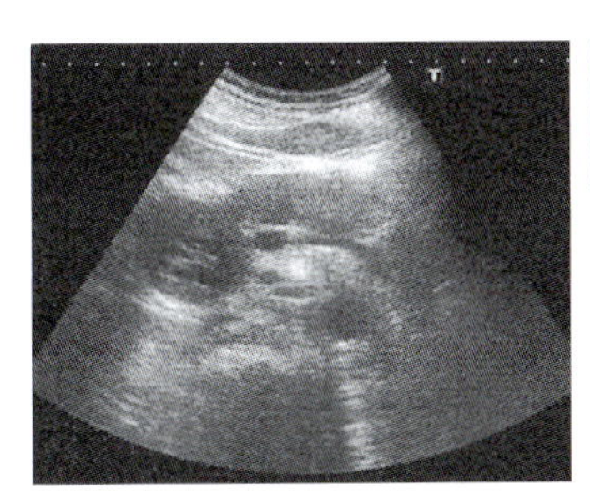

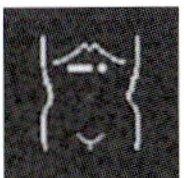

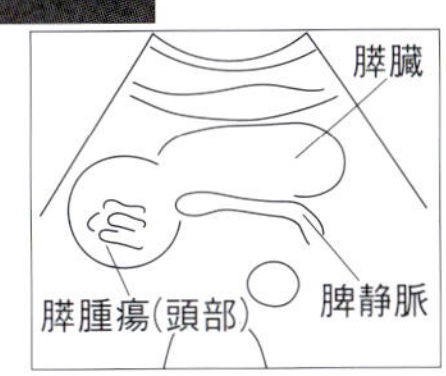

CT所見

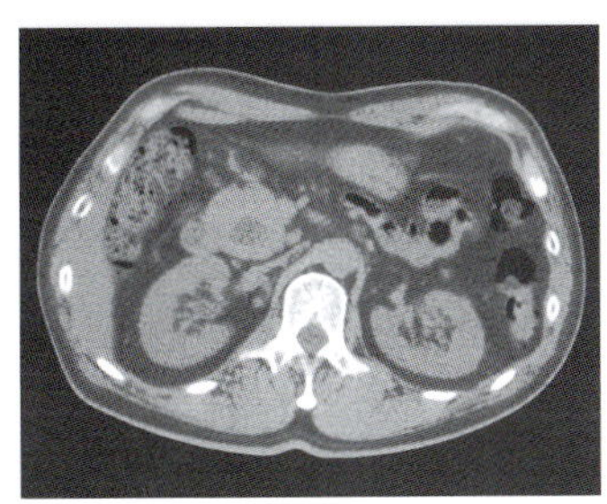

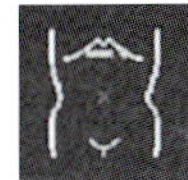

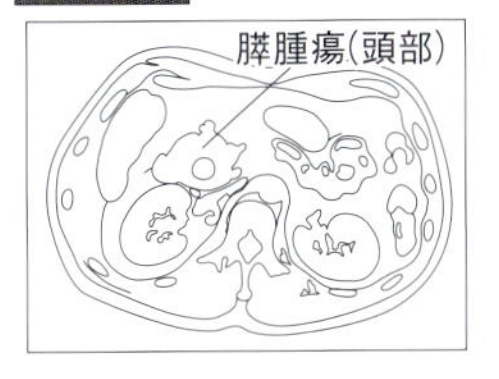

ガスに覆われわかりにくい

脾臓

肝どころ

脾臓の全体像を描出するのは結構難しい。
なぜなら，

①
- 上部と後面は肺に覆われ，前面は胃と結腸に覆われている。
- 肋間走査がうまくいかず，肋間が被ってしまう。
- 脾腫などないかぎりそんなに大きくないので，なかなか画像に出てこない。

② spleen index を利用して，腫大の評価をする。

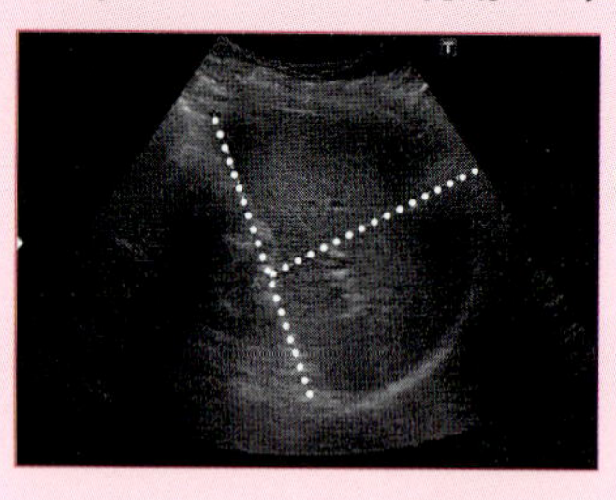

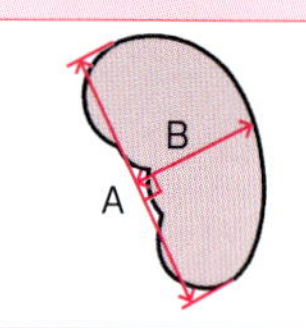

A × B ＝ 40m² 以上
もしくは
A ＝ 10cm 以上
を腫大とする。

▶ まず脾臓の位置を理解しておこう

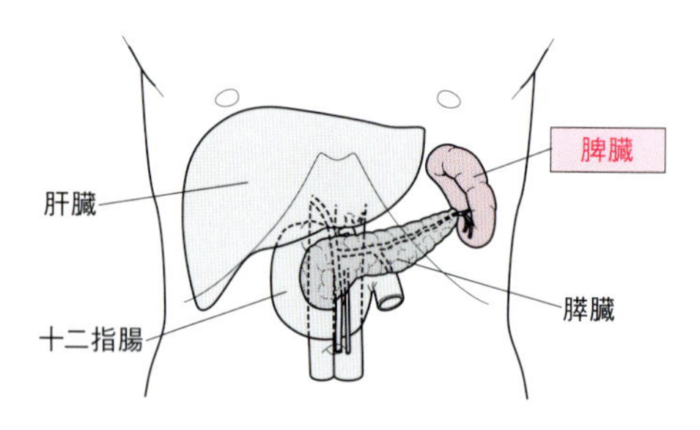

救外遭遇頻度	エコーの有用性	エコーの難易度
★	★	★★★

▶頭にいれたらいざ実践 !!

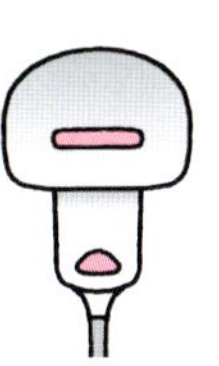

◉エコープローブはコンベックス型を選択。

基本のプローブ位置

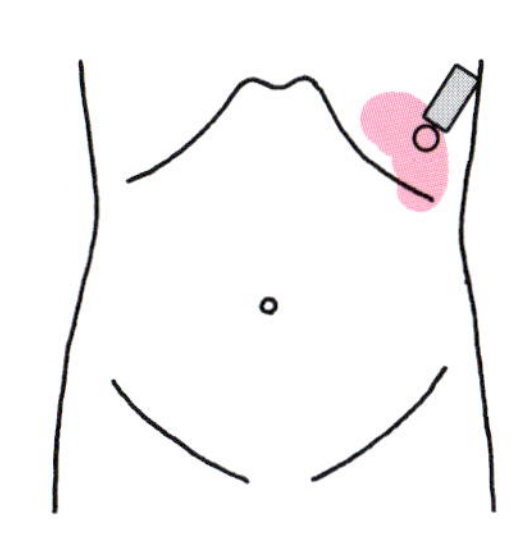

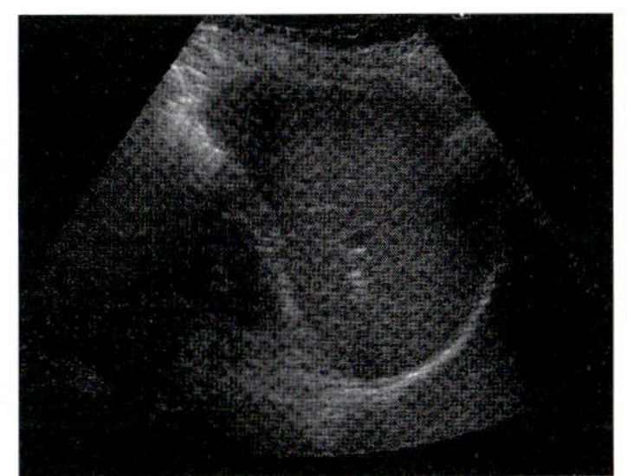

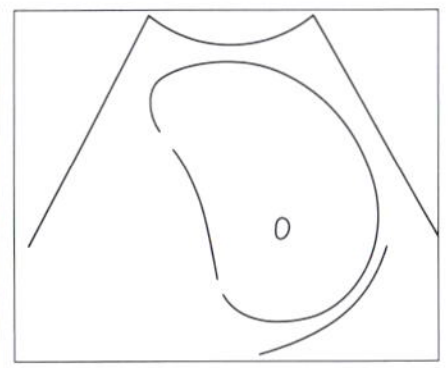

アドバイス

全体像が見えないこともある。
なるべく全体像を摘出し，spleen index を評価する。

観察が比較的容易
腎臓

当直中，明け方頃に中年男性が左側の腰の辺りを押えながら救急外来を受診。「痛い，痛い…」とじっとしていられないくらいの強い痛みを訴えている。

「尿管結石の可能性があるかもしれないな…。尿管結石ならエコーで水腎症所見がみつかるかも」と思いながらエコーを当てると…。

ここで描出したい画像

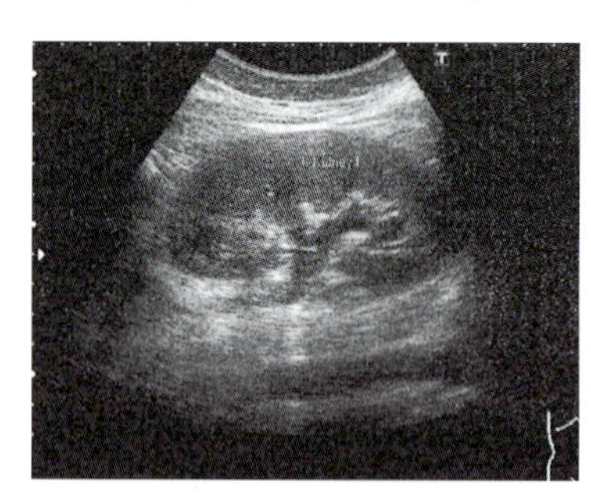

＝疾患

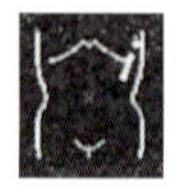

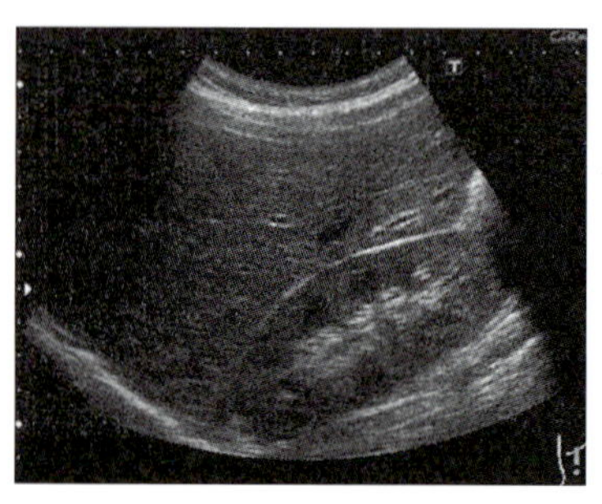

＝正常

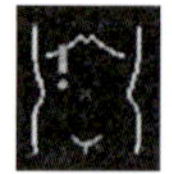

救外遭遇頻度
★★★

エコーの有用性
★★★

エコーの難易度
★

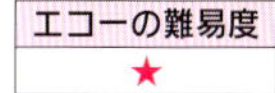

▶まず腎臓の位置を理解しておこう

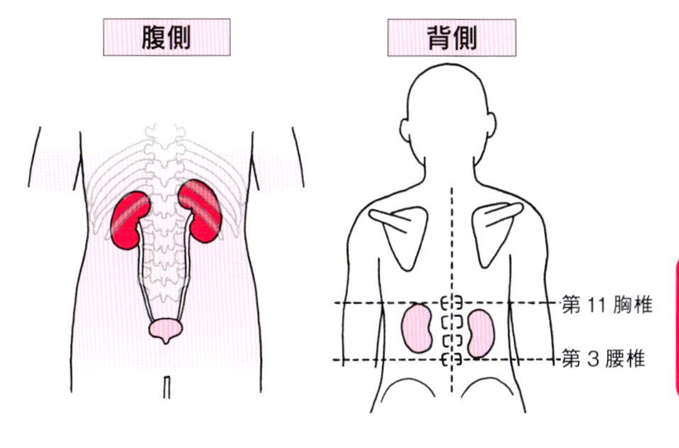

▶頭に入れたらいざ実践 !!

◉エコープローブはコンベックス型を選択。

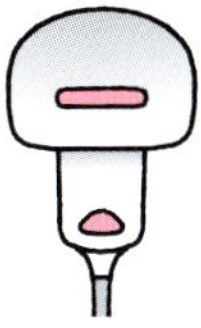

基本のプローブ位置

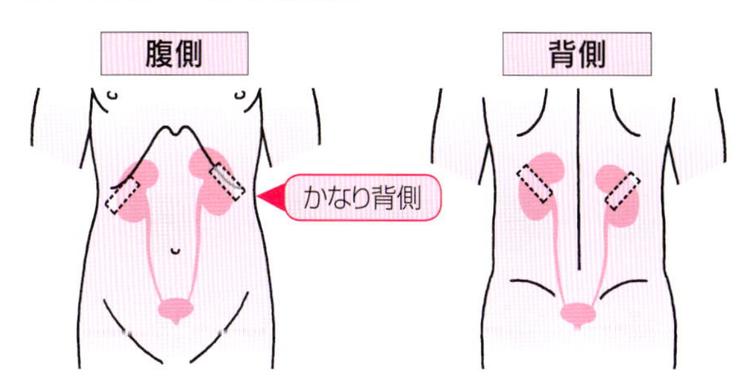

- 患者さんが**腹臥位（うつぶせ）**可能であれば，その方が腎臓を観察しやすく，操作もしやすい。
- まずは左側から見てみよう。
- エコー**プローブを大きく背側**に回り込ませて観察。そして**必ず左右を比較すること**が大切！

肝どころ

仰向けで寝ているときの腎臓は**思っている以上に背側**にある。
大きく回り込ませることが大切！

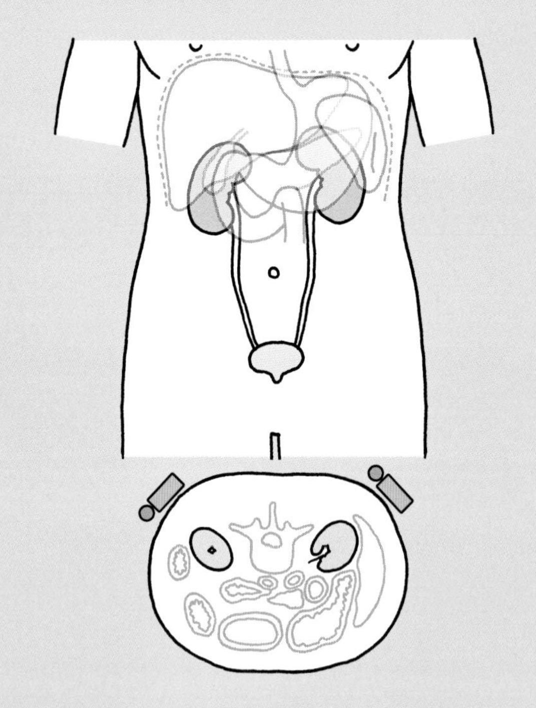

背側からのアプローチだと腸管ガスなど邪魔するものがない。
高さの目印は鳩尾（みぞおち）と臍の間を狙う感じ。

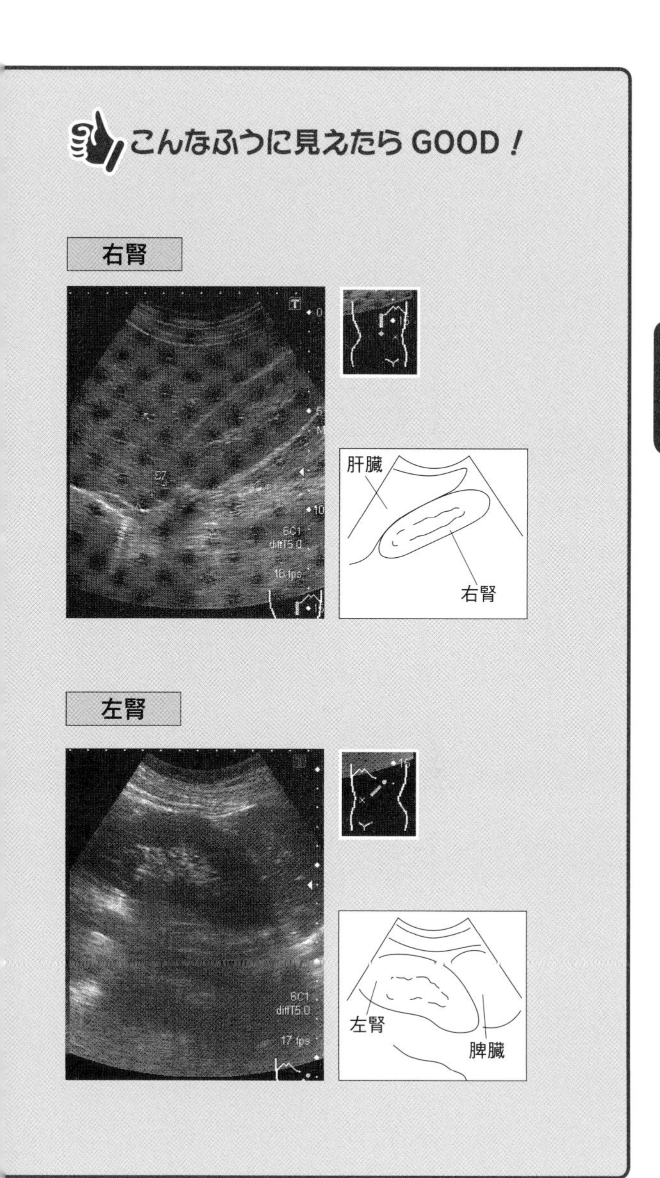
こんなふうに見えたら GOOD！
右腎
肝臓
右腎
左腎
左腎
脾臓

この時点でうまく見えない場合

1 位置が頭側／足側に寄り過ぎている。

2 プローブの位置からみて肋骨が腎臓にかぶっている。

解決法

1 位置が頭側／足側に寄り過ぎている。

↓

ゆっくりかつ大胆にプローブを動かそう。

上下にプローブを動かしてみる。狙うのは，**鳩尾（みぞおち）と臍の間くらいの位置で背側にまわったところ**。少しでも**腎臓の端がみつかったら，そこから上下にプローブを動かしてみる**。

思っている以上に背側。エコーの経験があまりないときは大胆な操作ができないもの。
↑
うまく腎臓を見つけられない要因の1つ。

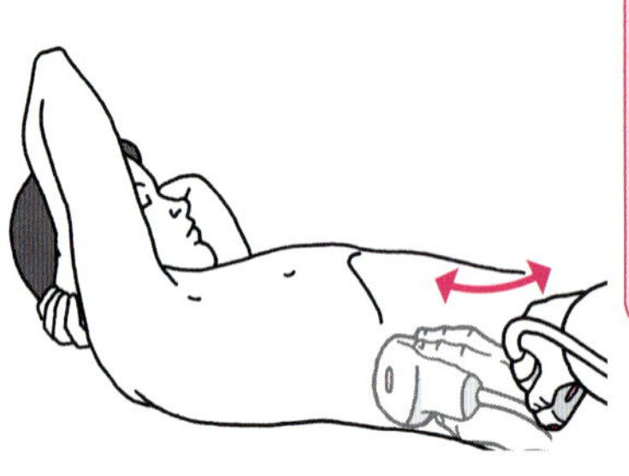

2 プローブの位置からみると肋骨が腎臓にかぶっている。

↓

肋骨の走行に対してプローブを平行にし，肋骨間をうまく狙う。

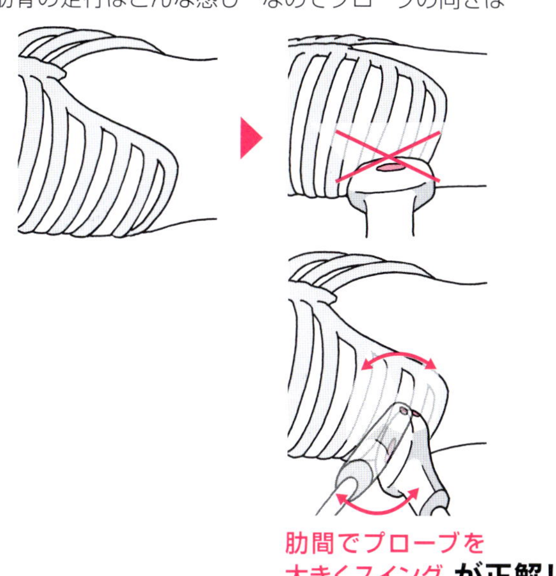

▶右腎

基本的には，左腎と同じ方法で OK。肝臓が右腎近くにあるので肝臓を通しての観察なども可能。左腎に比べて見えやすい。

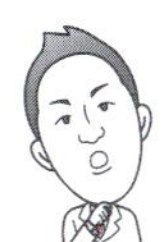

ここまでで腎臓が描出できたかな？

水腎症

▶もう一度今回の症例を見てみよう

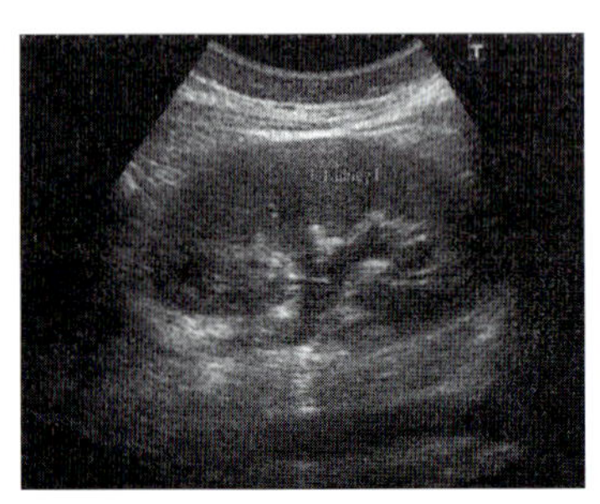

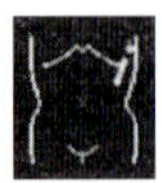

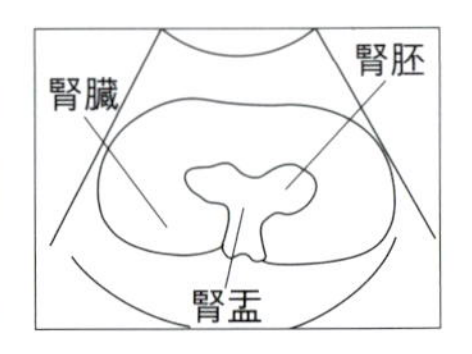

所見

腎盂および腎杯の拡張が認められ，水腎症の所見である。

Advanced

水腎症がみつかったら，そのままゆっくり“拡張している尿管”を追ってみよう！
どこかでキラキラ光る結石や閉塞点を見つけられるかも。

水腎症のグレード

軽　度

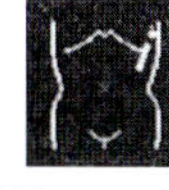

・腎杯拡張(+)
・腎実質は菲薄化なくほぼ正常

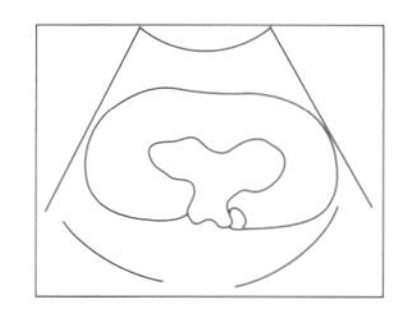

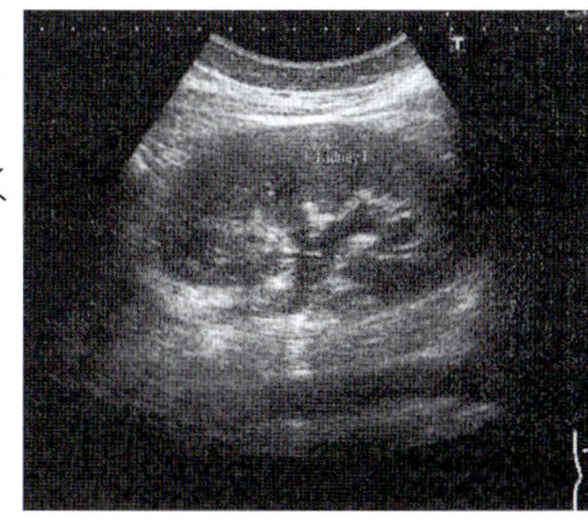

中等度

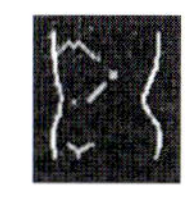

・腎杯拡張(++)
・腎実質はやや菲薄化

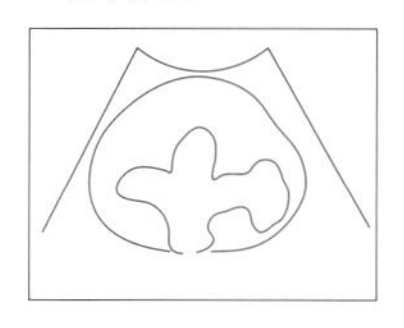

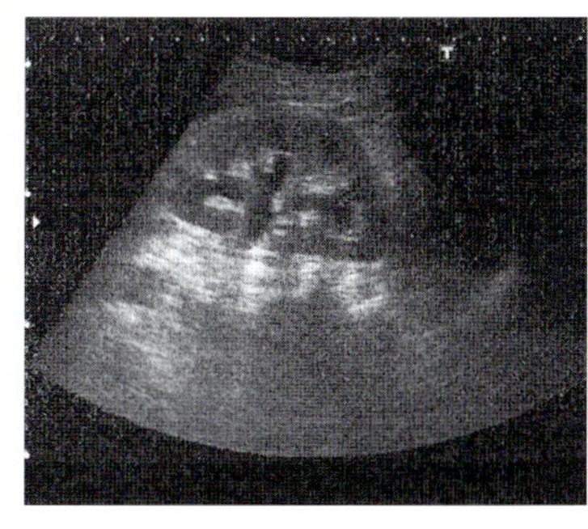

高　度

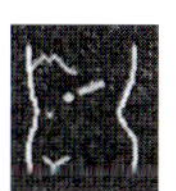

・腎杯拡張(+++)
・腎実質は著しく菲薄化

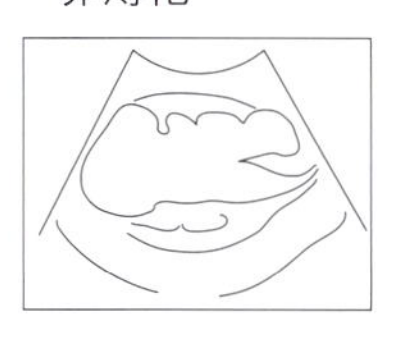

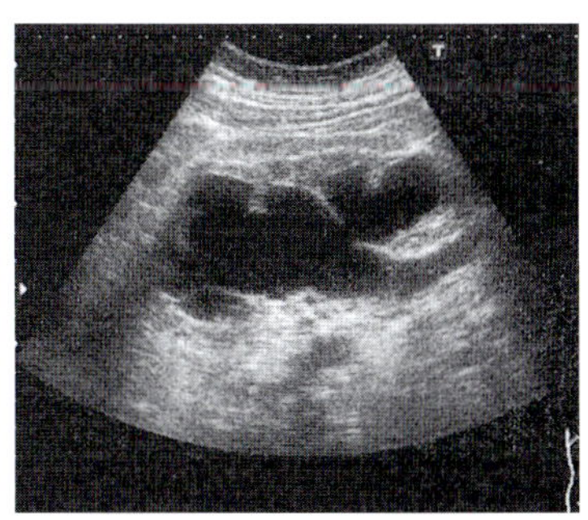

そのほかの腎臓所見①

腎結石

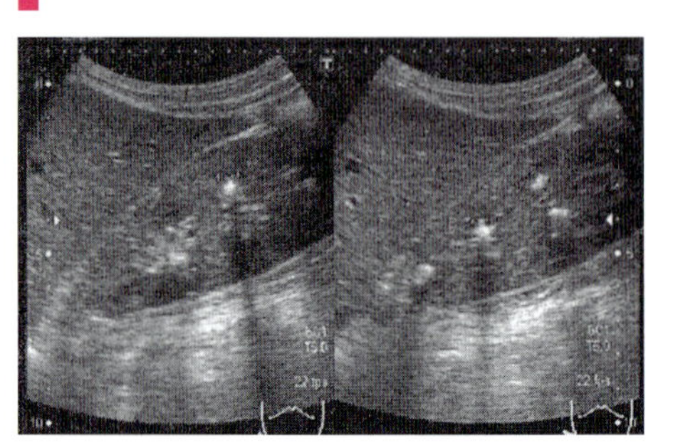

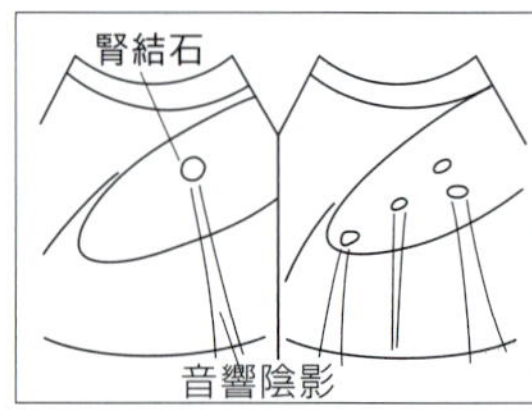

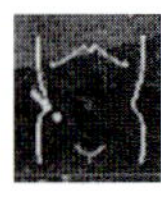

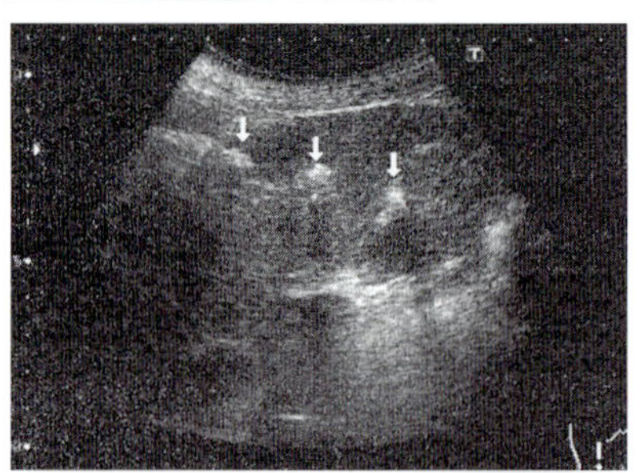

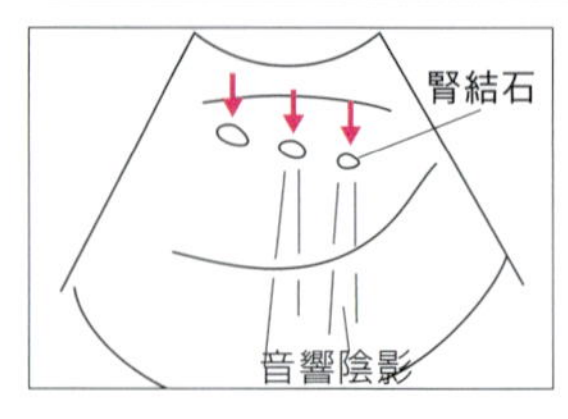

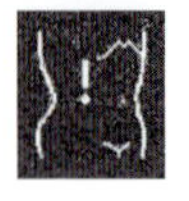

そのほかの腎臓所見②

腎腫瘍

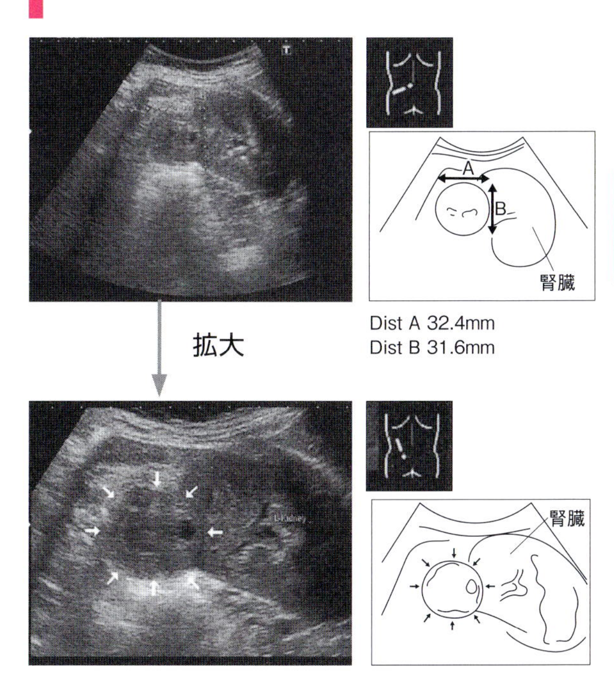

虫垂炎に比べて簡単
腸管

施設入所中の85歳，女性。夕食後に嘔吐と腹痛が出現。腹部に手術痕あり。

高齢，腹部手術歴，嘔吐。
「腸閉塞っぽいな」と思いエコーを当ててみると…。

▶ここで描出したい画像

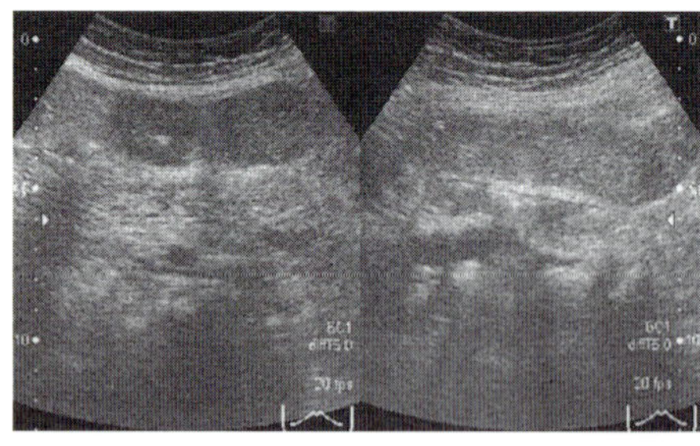

＝疾患

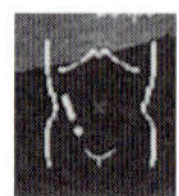

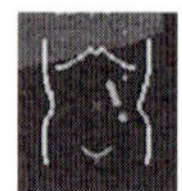

救外遭遇頻度	エコーの有用性	エコーの難易度
★★	★	★

まずは腸管の走行を理解しておこう

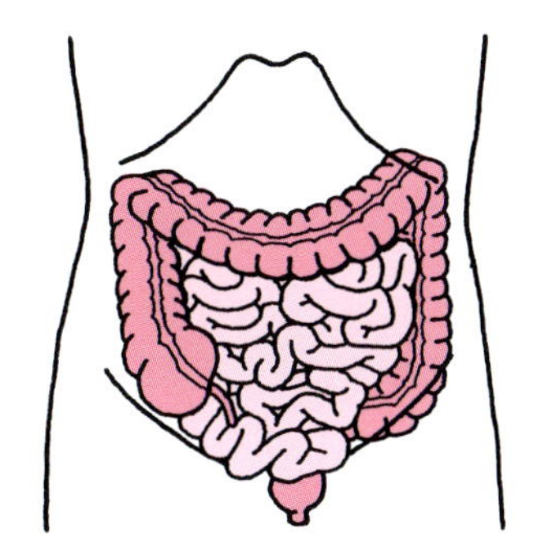

頭にいれたらいざ実践!!

◉エコープローブは**コンベックス型もしくはリニア型**を選択。より詳細に観察したいときはリニア型で行う。

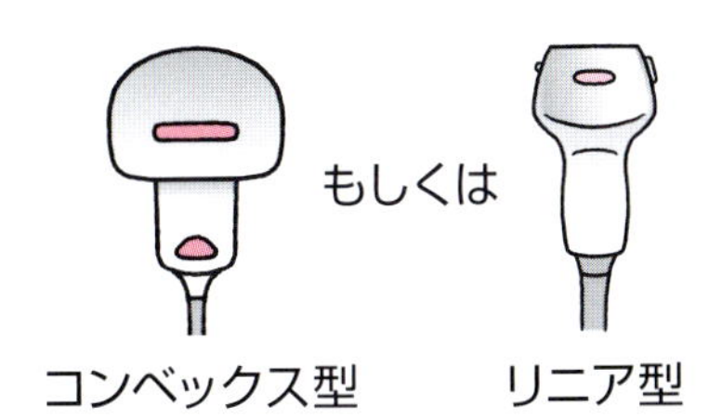

基本のプローブ位置

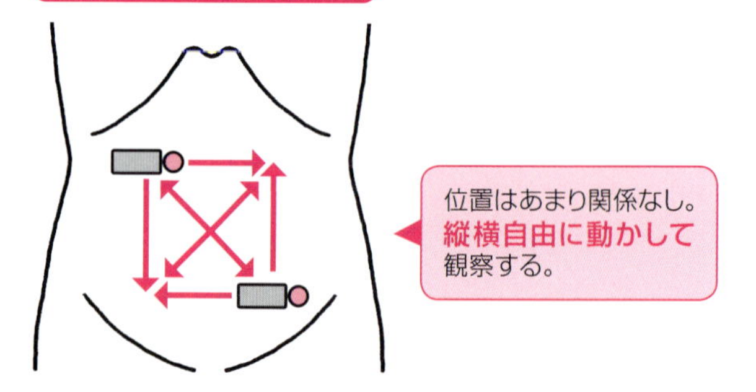

位置はあまり関係なし。**縦横自由に動かして**観察する。

この時点でうまく見えない場合

1 プローブの位置が悪い。

解決法

1 プローブの位置が悪い。

↓

腹部全体をすみずみまでプローブを大きく動かして観察する。

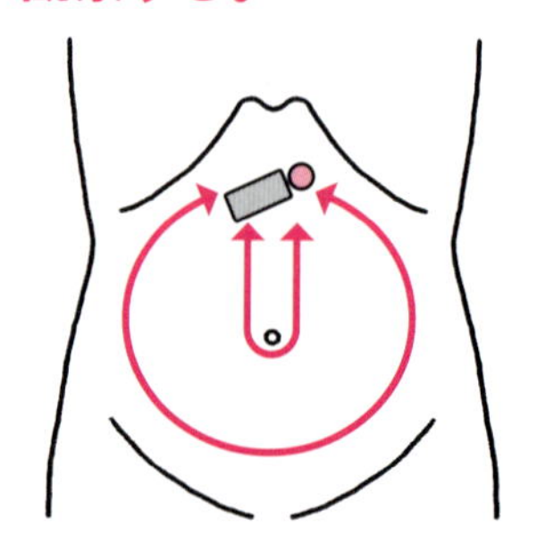

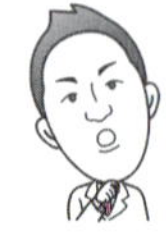

ここまでで腸管が描出できたかな？

腸閉塞

▶もう一度今回の症例を見てみよう

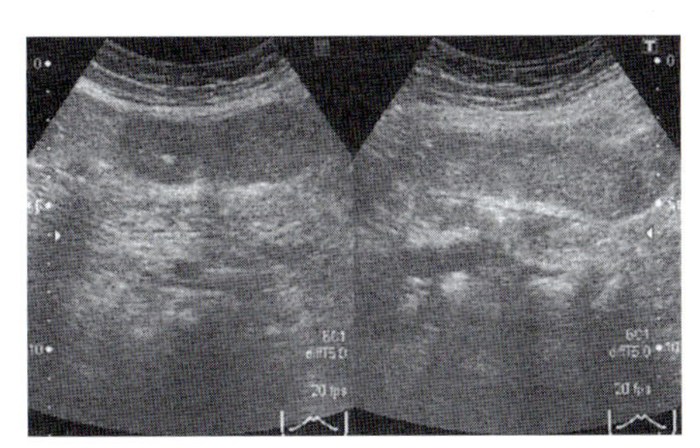

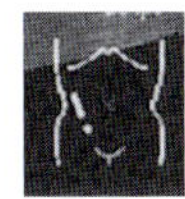

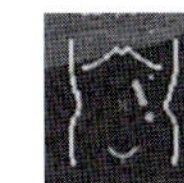

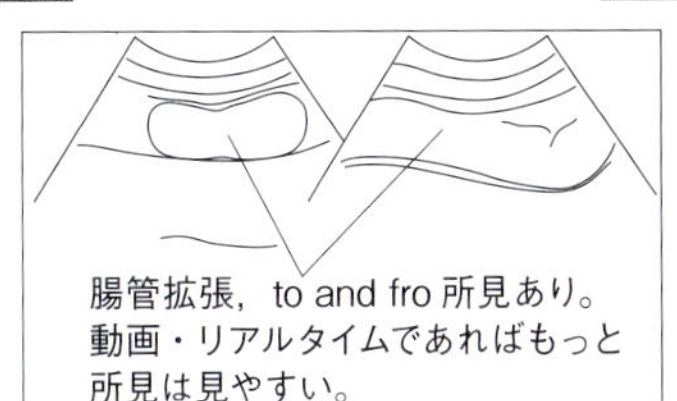

腸閉塞の特徴的エコー所見

- 腸管の拡張像
- to and fro（腸管内容物の浮遊）
- keyboard sign

エコー所見としてはわかりやすく見えやすい。特徴的所見を頭に入れてしまおう。

Advanced

閉塞起点を描出できればなおGOOD!
ただし，麻痺性イレウスのように明らかな起点を認めない場合もある。

そのほかの腸管所見①

腸炎

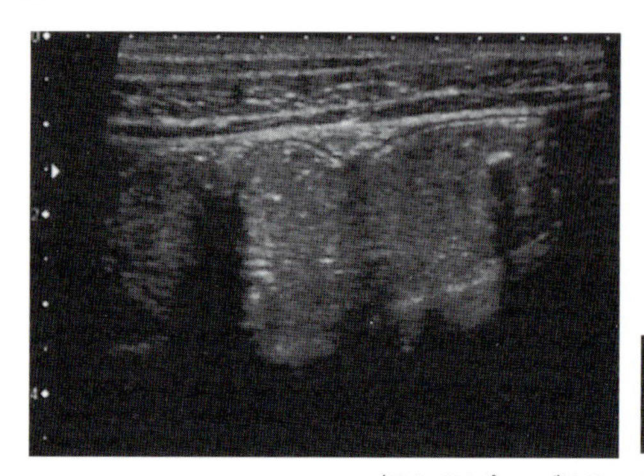
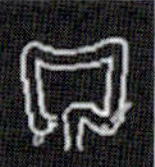

（ここではプローブはリニア型を使用）

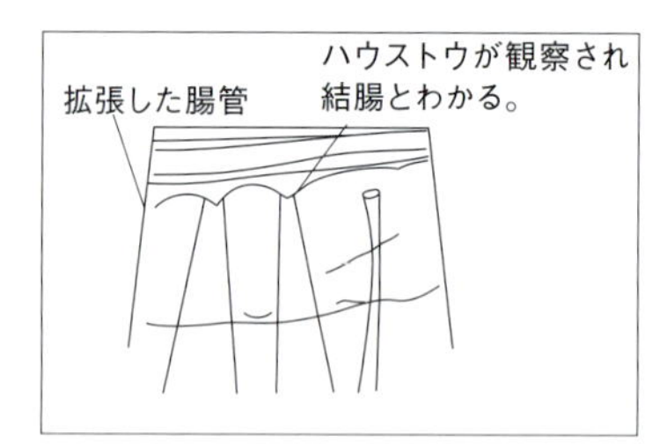

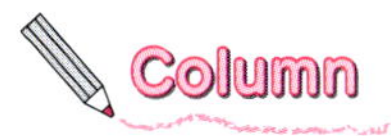

日々やっておくべきこと

日々やっておくべきこと，それは，記録に残しておく，ということ。
専門医になるにはもちろん，研修医修了のために，学会発表や勉強会でなど，さまざまな場面で今までの症例や経験した手技などの記録が必要になる。「あのときのあの症例を使いたいな」と急に思っても，それをなかなか見つけ出せなかったり，見つけたとしても時間がやたらとかかったりすることはよくあるし，私も何度も経験した。
今は電子カルテの病院がほとんどなので，紙カルテの時代と比べて過去の記録を振り返るのはかなり簡単になっている。しかし，研修医から後期研修医で病院を移ったりすると，以前の病院へ行くだけでも時間がかかるのに，そこから過去を掘り返して…なんて，いくら時間があっても足りない。
なので，気になった症例や画像などは，そのたびに病歴番号やID，簡単なサマリーなど記録しておくことをオススメする。できれば，症例集のようにノートに記録しておくのがベスト。携帯電話は手軽だが，オススメできない。患者さんの名前が入っていたりすると，もしデータが流出したら大変なことになるし，データが消える恐れもあるからだ。ちなみに，自分の頭でなんて絶対に思わないこと。「この症例は絶対忘れない」ってその時は思っても，ご存知のように，恐ろしい程に人の記憶は頼りにならない。

エコーで診断できたら一目置かれる!?

虫垂

25 歳，男性。昼過ぎからの心窩部痛，吐き気を訴え夜間外来に来院。
徐々に痛みの部位は右下腹部周辺に限局するようになってきた。
歩いても右下腹部にひびく。体温も上昇し 38℃に…。

「病歴からは急性虫垂炎だなー」と思いながらエコーを当ててみると…。

ここで描出したい画像

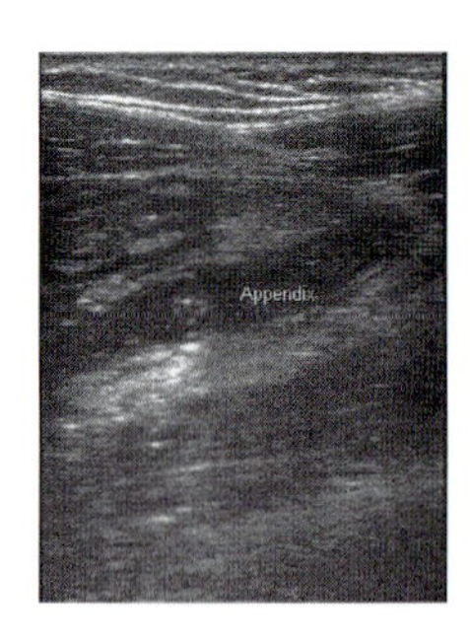

＝疾患

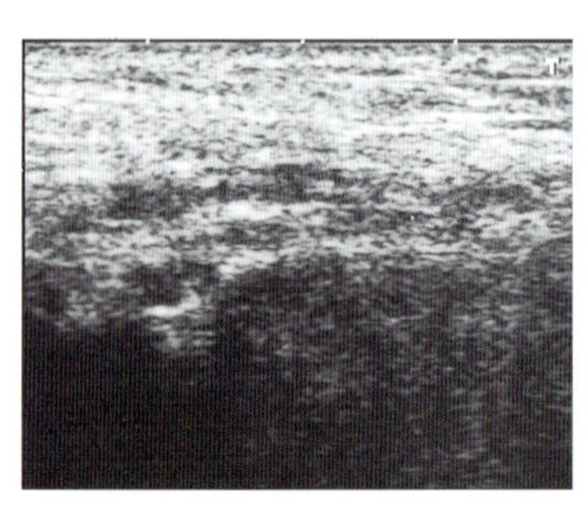

＝正常

救外遭遇頻度	エコーの有用性
★★	★★

▶まずは虫垂の位置を理解しておこう

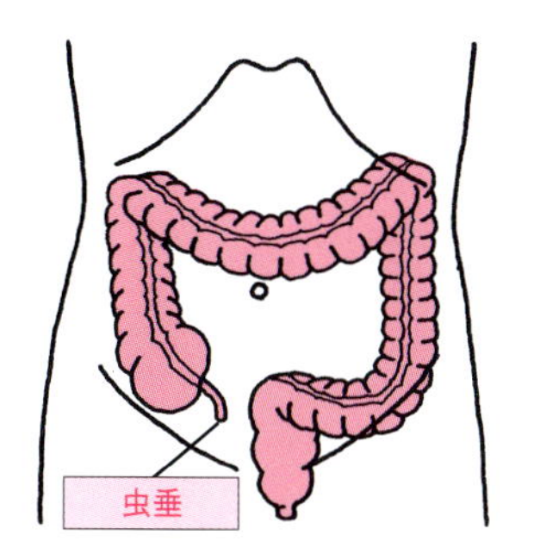

▶頭にいれたらいざ実践!!

◉エコープローブはコンベックス型を選択。ただし，より詳細な検査のためにリニア型も使う。

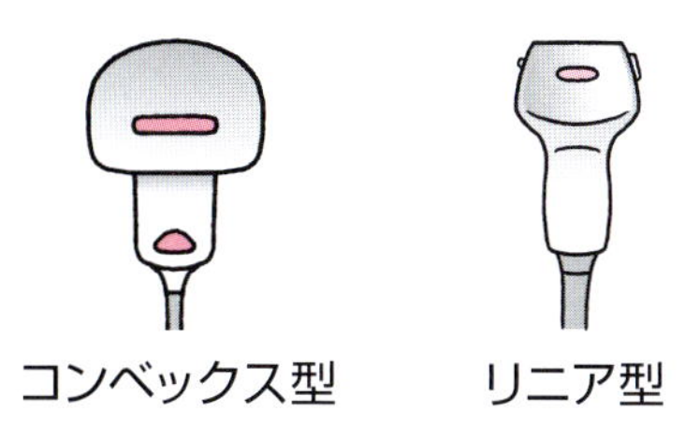

基本のプローブ位置

〈正常エコー図〉

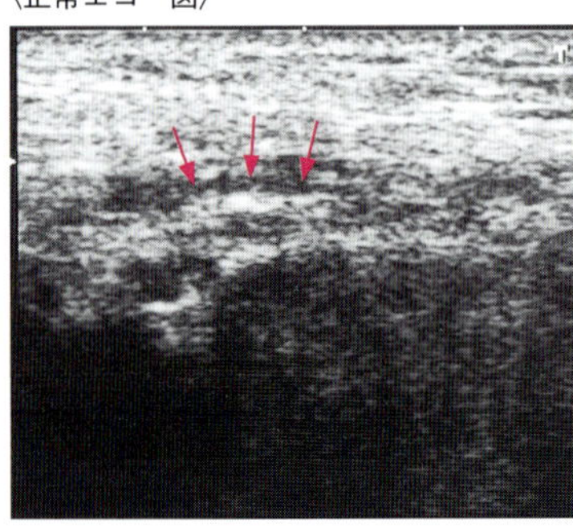

もちろんプローブは右下腹部。痛みがあれば，その周囲を入念に検査する。

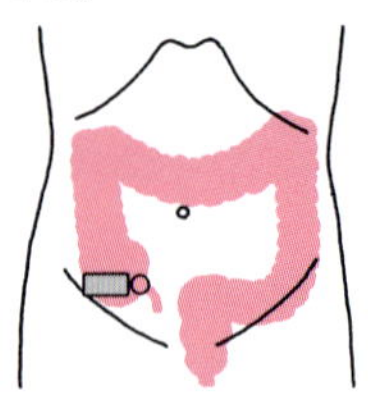

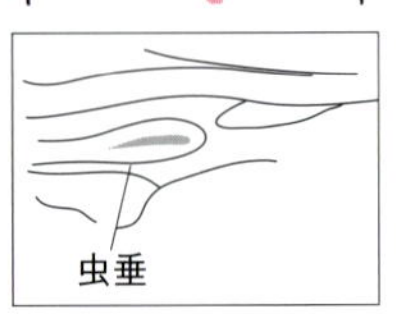

虫垂は短軸像で厚さ 6mm 以上を腫大とする。ただし，穿孔した場合には，6mm 以下の正常径になることもある。また，6mm 以上でもプローブによる圧迫で径が縮めば正常ととらえてよい。

肝どころ

- 先に述べたとおり，プローブはコンベックス型だけでなく，リニア型も駆使するとより詳細に調べることが可能になる。
- エコーは空気（ガス）に弱い。ここで検査するのは腸管の一部であるが，もちろん腸管は空気を含んでいる。なので，プローブを通常より強めに押しつける。すると腸管ガスが圧排されて，観察がしやすくなる。ただし，痛がっているのに強く押し当てたり決してしないこと。
  エコーは患者さんの負担が少ないことがウリの1つなのに，痛がらせては本末転倒だ。

肝どころ

もう少し理解を深めよう

エコーで虫垂がよくわからない理由の1つとして，虫垂がぶらぶらぶら下がって固定されていないため，“人によっていろいろな位置に移動してしまう”ことが挙げられると思う。

- おおまかな位置 ⇒ 右下腹部 (p.95)
- **虫垂炎の圧痛点**として，① McBurney（マックバーニー）の圧痛点，② Lanz（ランツ）の圧痛点，③ Kummel（キュンメル）の圧痛点，④ Munro（モンロー）の圧痛点，などがある。

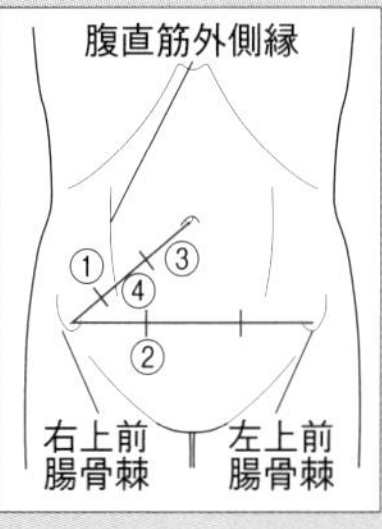

①McBurney の圧痛点：臍と右上前腸骨棘を結んだ線を3等分した外側 1/3 の点。通常では虫垂根部が存在する位置。

②Lanz の圧痛点：左右上前腸骨棘を結んだ線を3等分した右側 1/3 の点。通常では，虫垂先端が存在する位置。

③Kummel の圧痛点：臍の右下方 1 ～ 2cm の点。通常では，大網が虫垂の炎症により引き寄せられた位置。

④Munro の圧痛点：臍と右上前腸骨棘を結んだ線と腹直筋外側縁とが交差する点。

- **虫垂はいろんな方向を向いている**[1]。

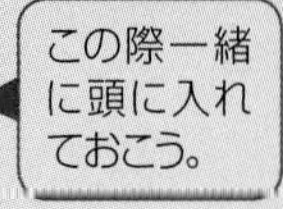

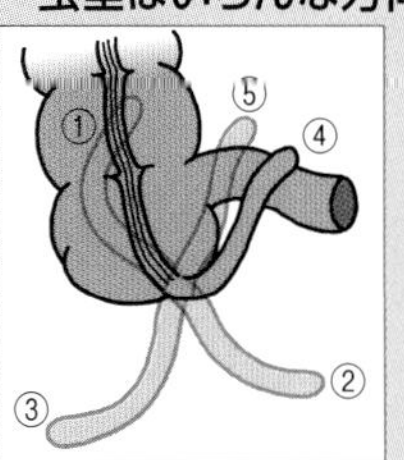

①直腸の後方で上方向き：64%
②骨盤内：32%
③盲腸の下方：2%
④回腸の前方：1%
⑤回腸の後方：0.4%

1) Grant's atlas of anatomy, 11th ed, 2005.

アドバイス

まとめると虫垂は, おおまかに右下腹部に位置していて，いろんな方向を向いている。

ざっくりしてるな～。これじゃエコーで見つけられない訳だ。でも**必ず盲腸から出ている!** ◀ これ大切!

「難しそう」「難しい」って思ってもらってOK。それが見つけられるようになったら，自分の成長（エコースキルアップ）が実感できる。

この時点でうまく見えない場合

1 プローブの位置が悪い。手順がわからない。

解決法

1 プローブの位置が悪い。手順がわからない。

↓

虫垂の同定方法を2つ紹介しよう！

①上行結腸から探す方法

・右側最外側に存在する腸管を描出する。理論的にそれは上行結腸のはず。**プローブの向きは横。**

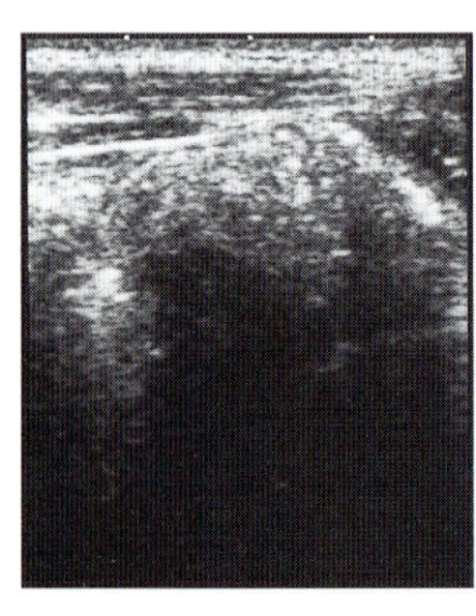

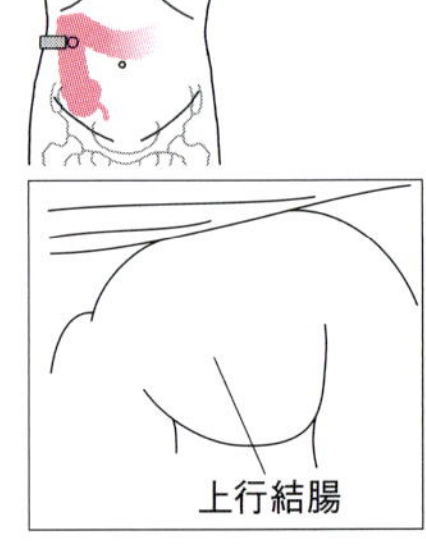

・プローブを縦にして，ハウストラが確認できたらそれは上行結腸だ。

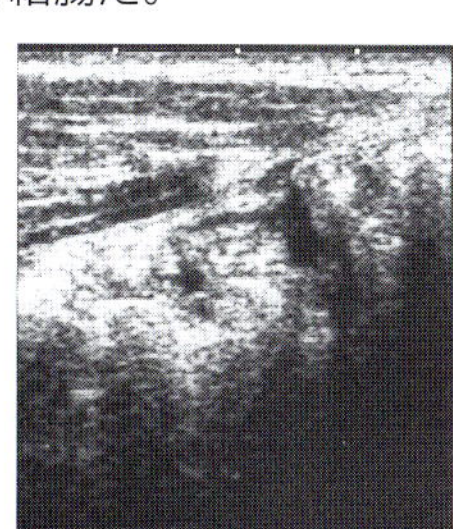

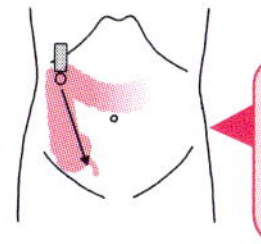

腸管が観察できなくなったところが盲腸

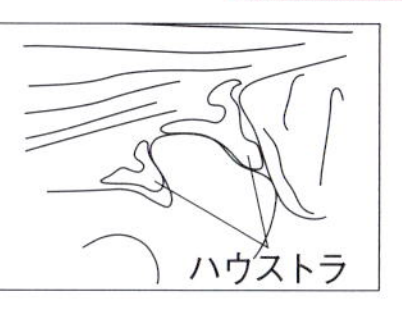

・そのまま足側の方へプローブを動かして，腸管が観察できなくなったら，そこが盲腸。

ここでプローブをコンベックス型からリニア型に変更しても可。

・**少し戻ってその部分を念入りにcheck！** 上行結腸に連結する腸管は回腸部末端か虫垂だ。それを探そう。

回腸末端

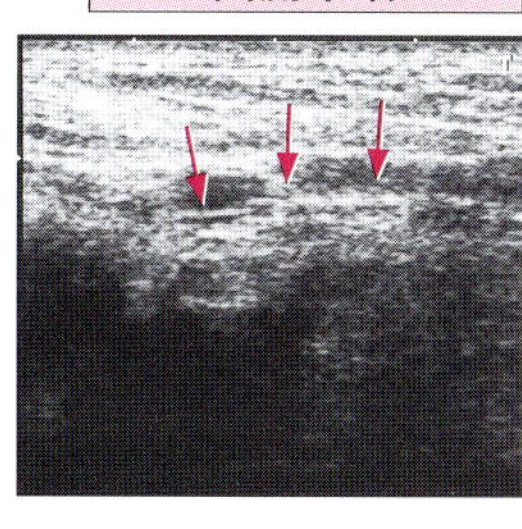

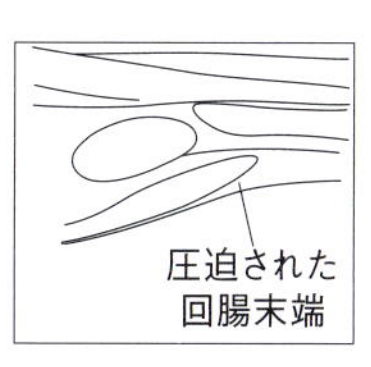

回盲末端と虫垂の区別の仕方は
・蠕動運動の有無。**虫垂は蠕動運動しない。**

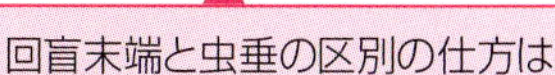

・虫垂は盲端である。

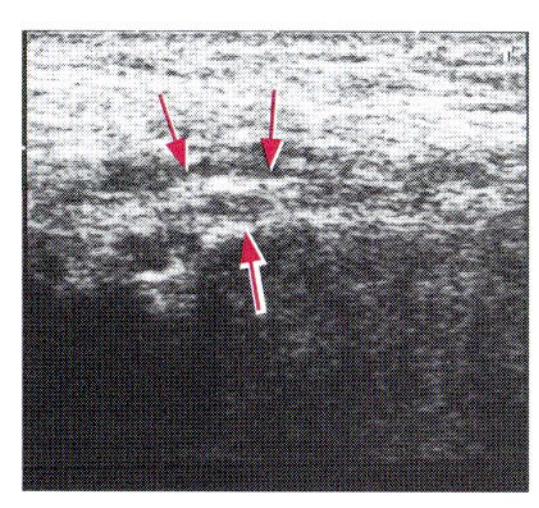

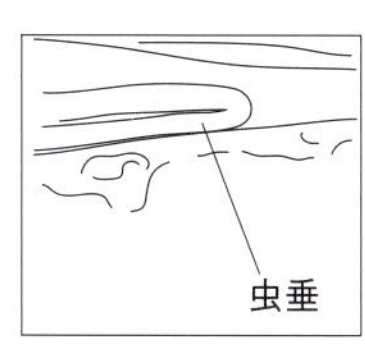

②総腸骨動脈から探す方法

- 多くの場合, 虫垂は総腸骨動脈を乗り越える(交叉する)。そして, 総腸骨動脈と並走する。腸腰筋の前面を横切る(交叉する)。
- 総腸骨動脈は, 腹部大動脈から末梢へ追う方法と, 鼠径部外腸骨動脈から中枢へ追う方法とがある。血管を追うのでここではカラードプラが有用。

正常虫垂

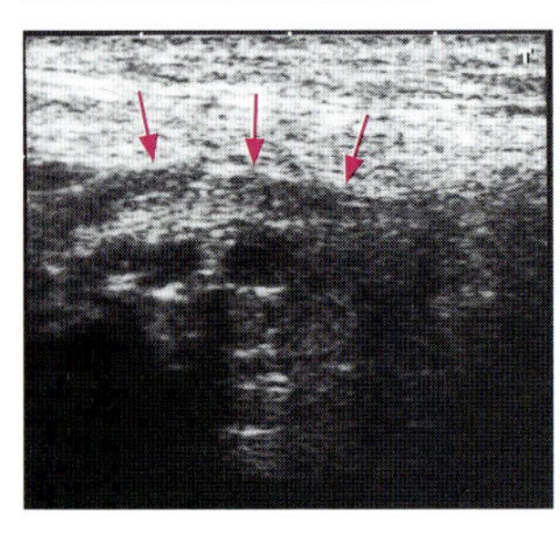

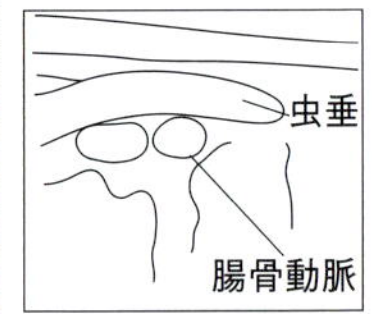

アドバイス

はじめは, 虫垂描出は難しいかもしれない。すでに虫垂炎と診断がついていて腹部 CT で正解が確認できる患者さんでエコーを再度やらせてもらい, 虫垂炎描出を試してみよう。
一度みつけられれば大きな自信になる。どれだけエコーがうまい人がやっても描出できないこともある。描出できなくても自信を落とす必要なし！ あきらめないで !!

虫垂炎

▶もう一度今回の症例を見てみよう

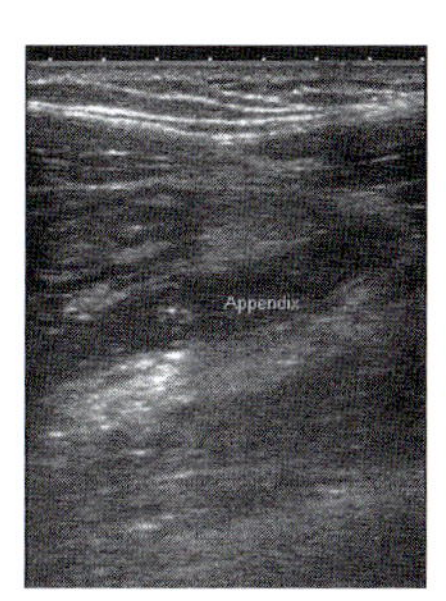

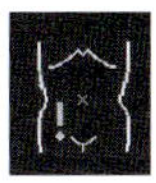

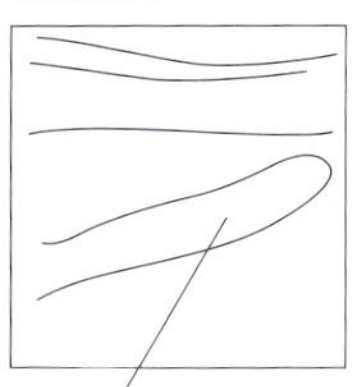

腫大した虫垂
径は 8 ～ 9mm

この症例の CT 画像

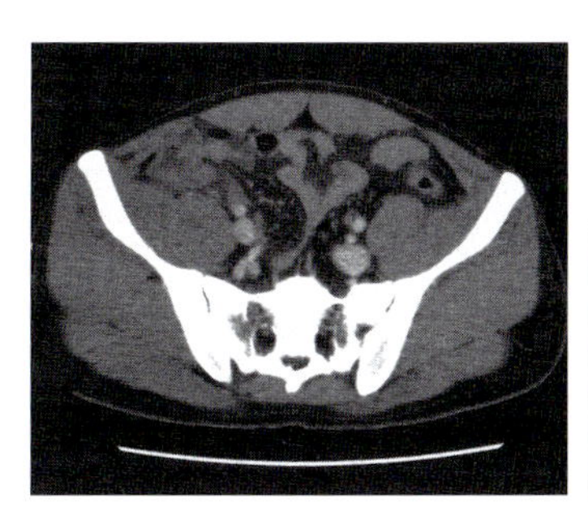

腫大した虫垂と
周囲への炎症の波及

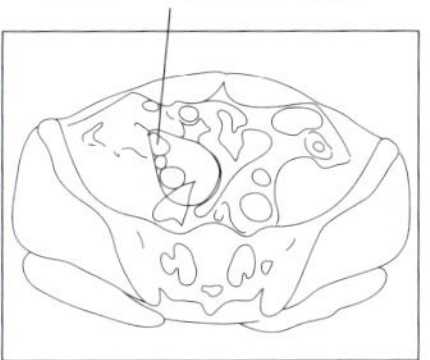

そのほかの虫垂所見①

壊疽性虫垂炎

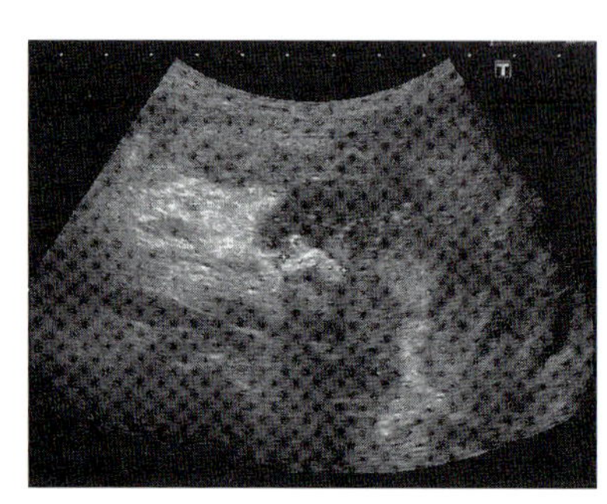

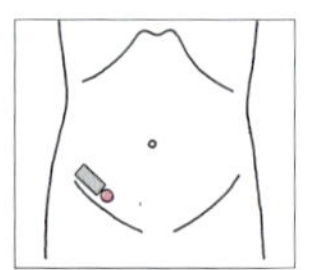

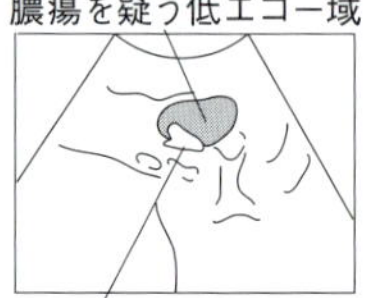

上の部位をリニア型プローブで観察

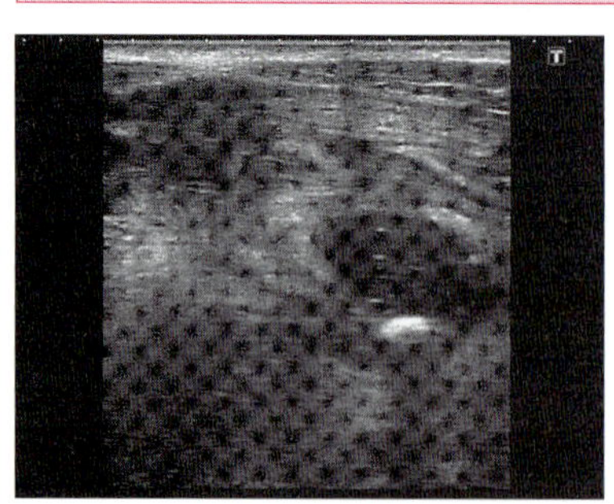

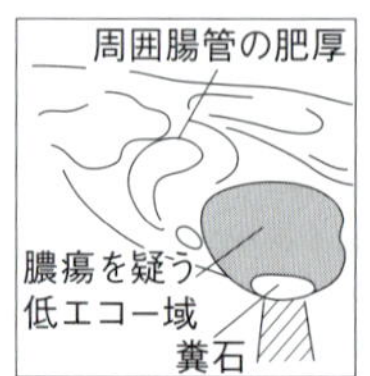

同一症例の回盲部

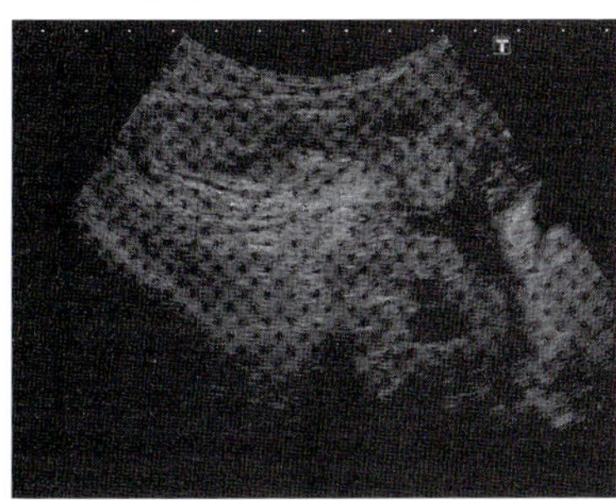

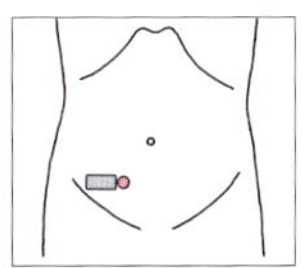

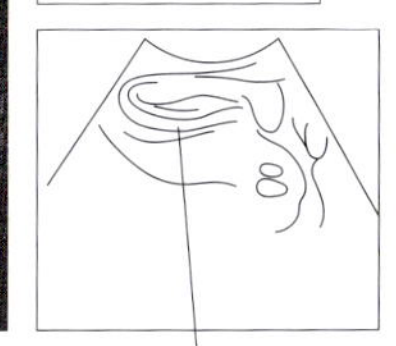

腸管は肥厚し，周囲脂肪織のエコーレベル上昇を認める

上の症例のCT画像

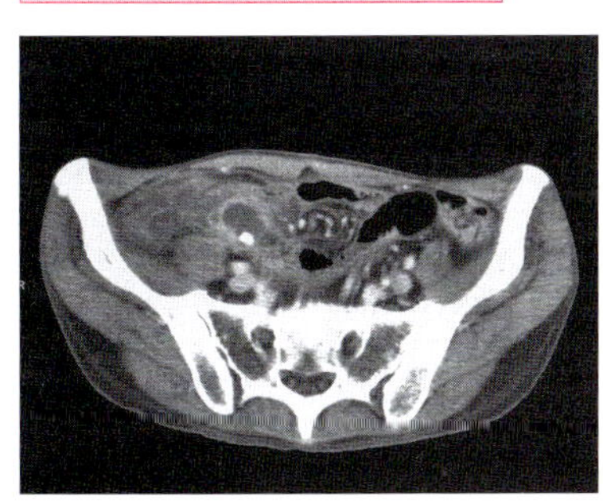

周囲の脂肪織濃度の上昇を認め，周囲への炎症波及を疑わせる

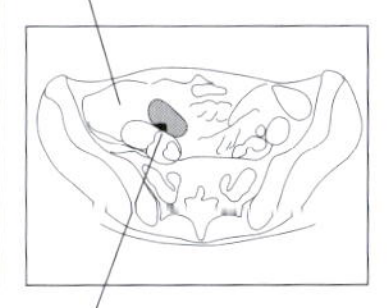

糞石および膿瘍を疑う低吸収域

原因が多岐に渡る
女性の腹痛

- 女性＋腹痛では，男性のときとは異なり，考えうる疾患が増加する。
- 男性と同様に胃腸炎などが多いが，女性付属器関連による腹痛は，ときに見逃すことができない重要な疾患につながっている。
- 腹部エコーでの診断には限界があるが，できるかぎり女性付属器関連の疾患を見極められるようになることはエコーを上手に使う上で非常に大事である。

特に下腹部のとき

▶「女性＋腹痛」でエコーを実施するときにチェックすること

◉腹水や出血：ダグラス窩などに液体成分貯留があるか
◉腫瘤があるか
◉妊娠反応検査（エコー検査ではないが必須）

妊娠反応検査は自費なので，事前に患者さんにしっかり説明しておこう

- 緊急性の高い**子宮外妊娠破裂，卵巣嚢腫茎捻転，卵巣出血** 等の疾患を念頭に!!
- 何よりエコーに決して時間をかけない。
- 上記疾患の疑い所見があればCT検査や産婦人科コンサルトへ早期に踏み切る。

救外遭遇頻度	エコーの有用性
★★★	★★

23歳，女性。急な下腹痛にて時間外救急外来受診。かなり痛がっている印象。吐き気・嘔吐あり。
血液検査，X線検査，妊娠反応も忘れずにオーダーし，エコーを当ててみる。
肝臓・腎臓などは問題なさそうである。下腹部に移ると…

ここで描出したい画像

〈横〉

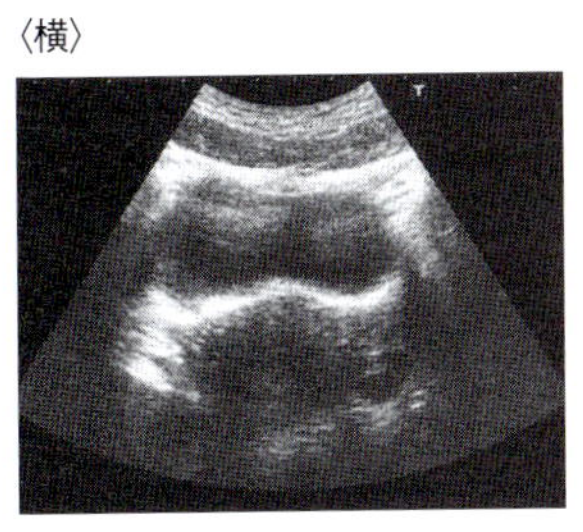

〈縦〉

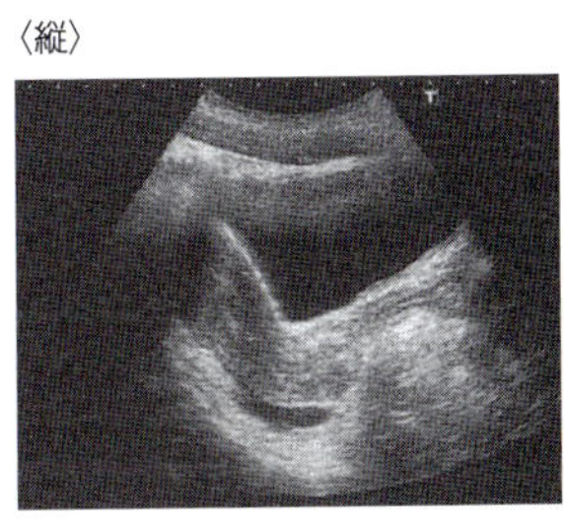

＝疾患

〈横〉

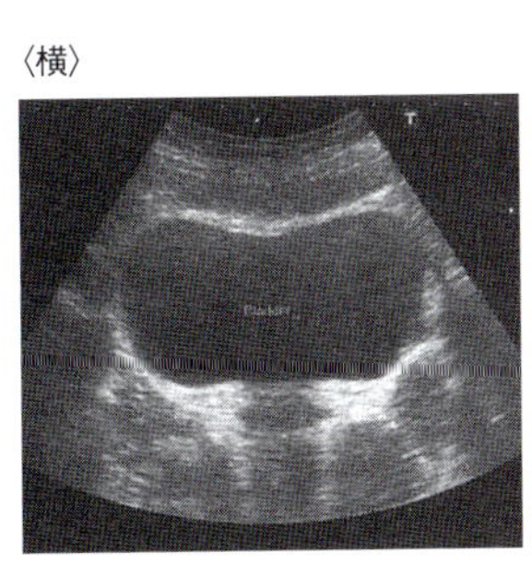

〈縦〉

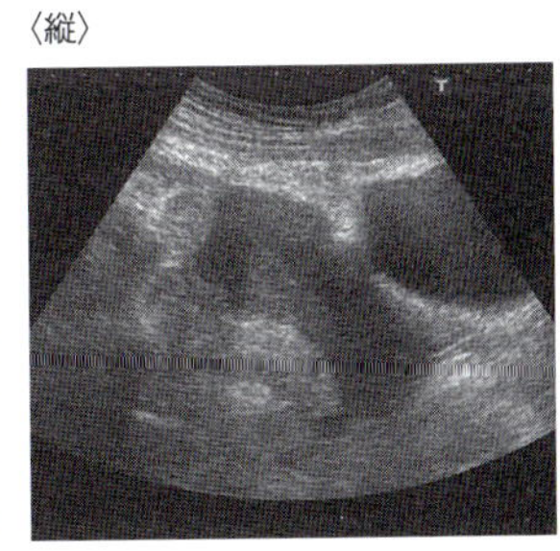

＝正常

▶まず女性付属器の解剖と位置を理解しておこう

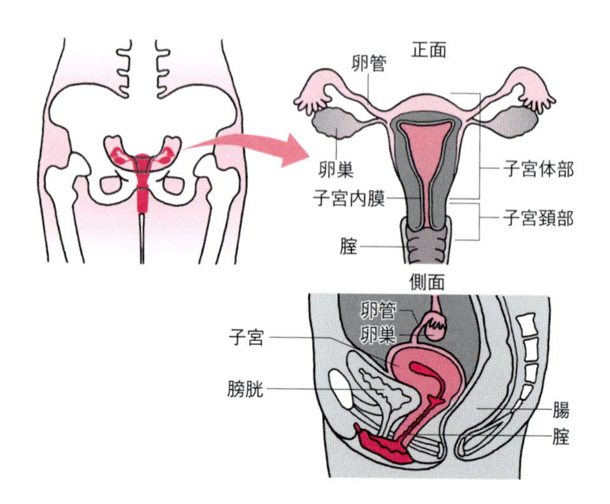

▶頭に入れたらいざ実践!!

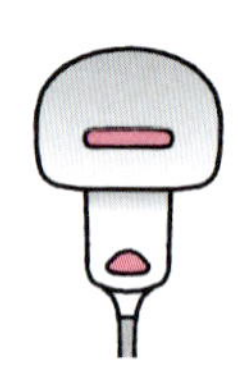

◉エコープローブは**コンベックス型**を選択。

基本のプローブ位置

（写真は正常）

下腹部横

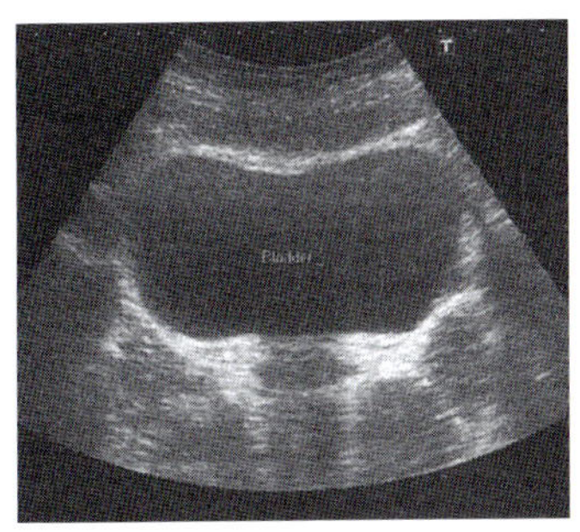

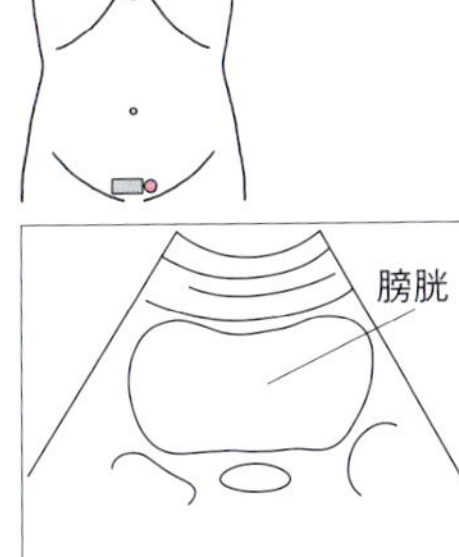

下腹部縦

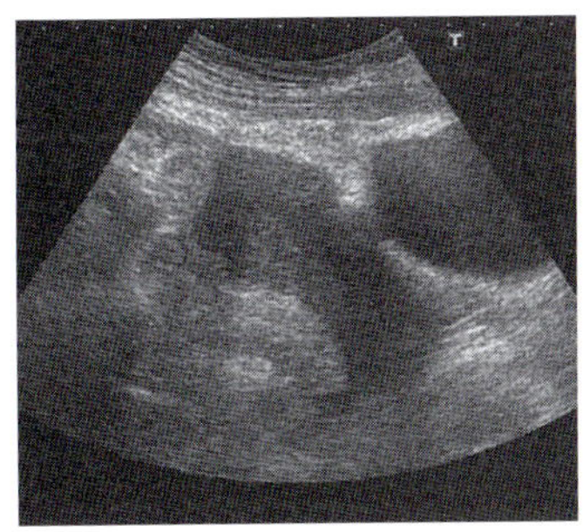

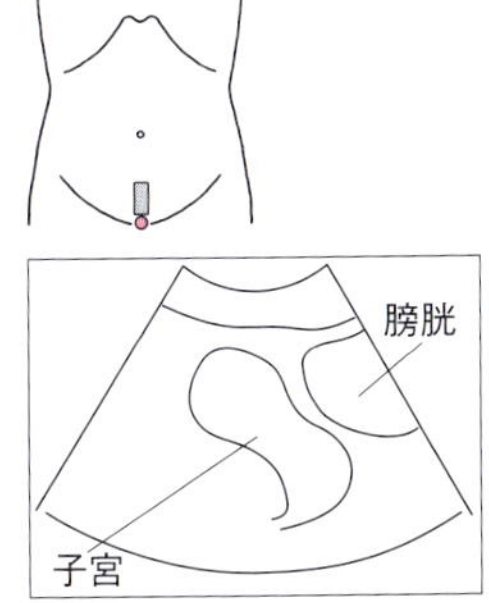

肝どころ

子宮外妊娠，卵巣嚢腫茎捻転，卵巣出血の精査の進め方

1. 丁寧な問診

特に**月経歴**や**不正性器出血の有無**。**妊娠の可能性**などはしっかりと聞く。
腹痛に多い**胃腸炎などの可能性も高い**ので**食事摂取歴**や**生モノ摂取**，**下痢の有無も忘れず**に。

丁寧な問診はもちろん重要であるが，ときに激痛でまともに答えられない患者さんもいる。そのときは，痛みの解除を第一に考え，原因検索へすぐ移る。

2. 妊娠反応検査

女性の腹痛では必須である。問診で「妊娠の可能性はないです」との返答でも，念のため検査しよう。陽性の患者さんもいます。

3. エコー

妊娠反応検査，その他患者さんの状態に合わせて血液検査・点滴などの準備・オーダー・結果待ちの間に，まずはEFS(echo free space)がないかを確認する。FASTの項(p.31)でも説明したように，**膀胱周囲**，**ダグラス窩をチェック**！ その後，腹痛部位へ移行する。

注意！

エコー操作に夢中になりすぎて，痛がる部位に**プローブを強く押しつけない**ようにする！

女性の腹痛，緊急性疾患のフローチャート

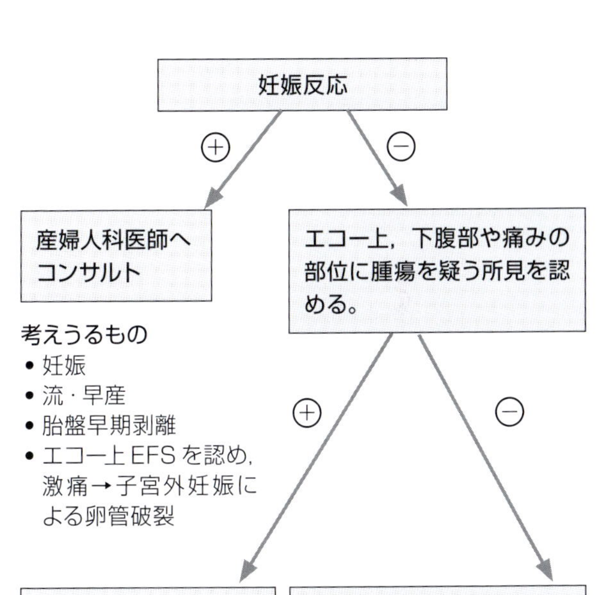

考えうるもの
- 妊娠
- 流・早産
- 胎盤早期剥離
- エコー上EFSを認め，激痛→子宮外妊娠による卵管破裂

CT検査
産婦人科医師へコンサルト

考えうるもの
- 卵巣腫瘍破裂
- 卵巣腫瘍・嚢腫茎捻転

追加CT検査などを考慮
産婦人科医師へコンサルト考慮

考えうるもの
- 卵巣出血（EFSがあることが多い）
- 骨盤内腹膜炎

EFS（echo free space）陽性

〈横〉

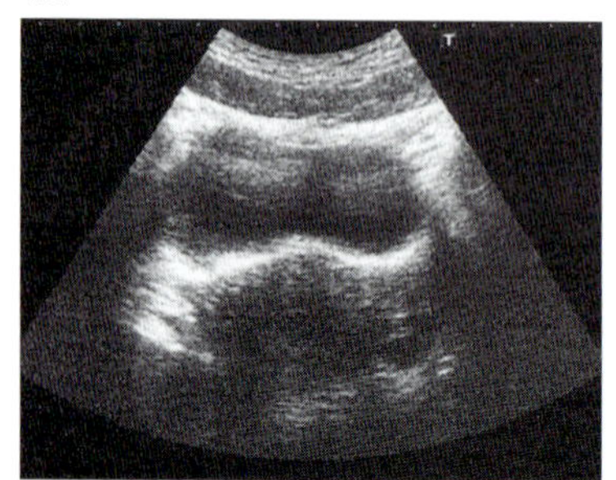

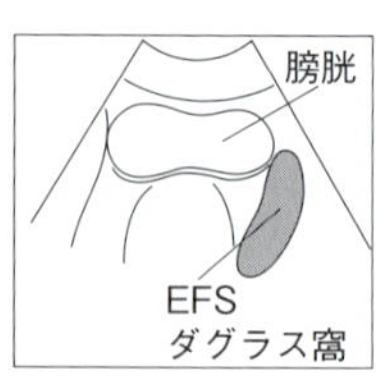

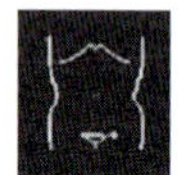

〈縦〉

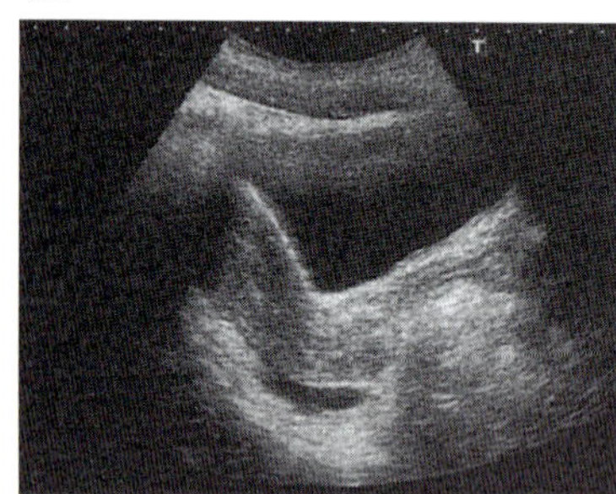

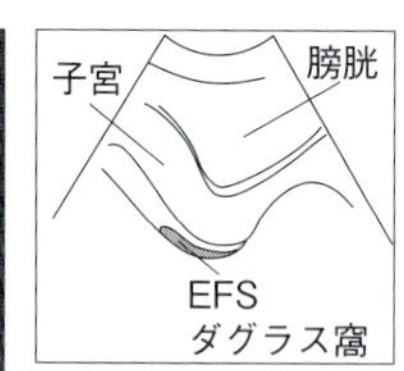

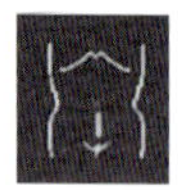

卵巣嚢腫茎捻転

同一症例で下腹部横・縦走査

〈横〉

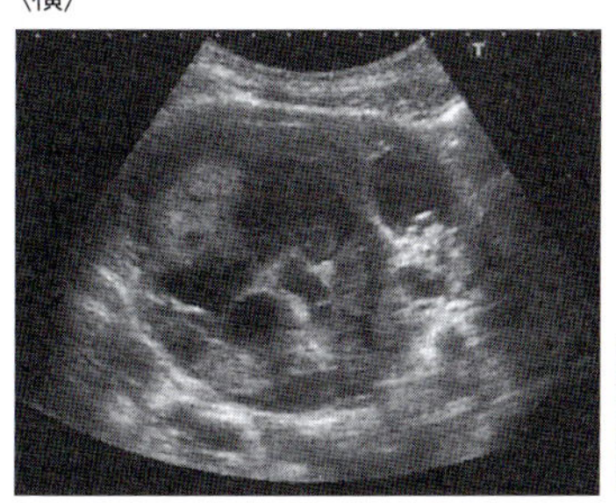

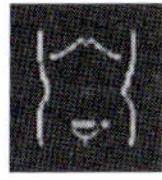

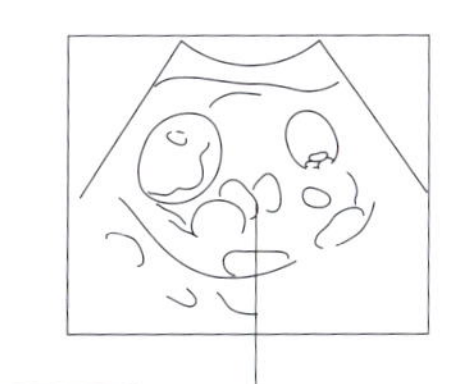

〈縦〉

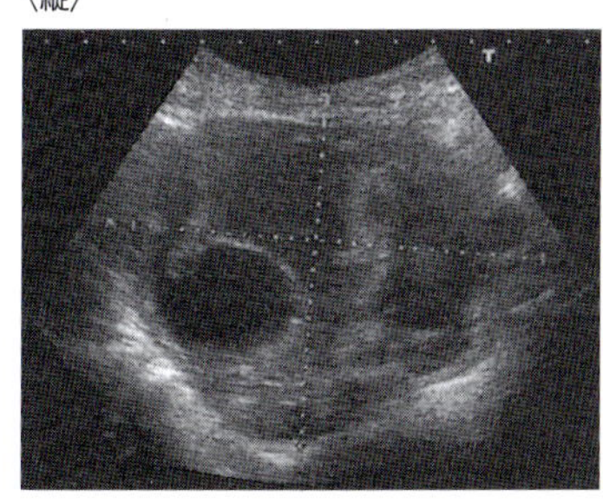

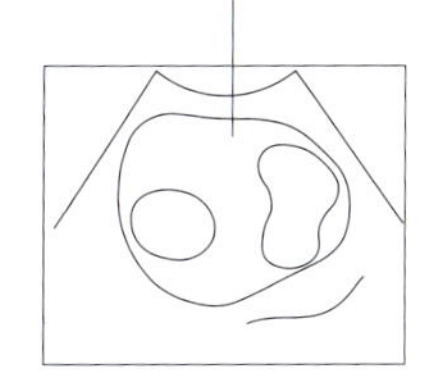

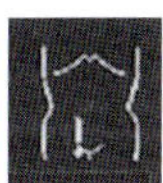

CT 画像

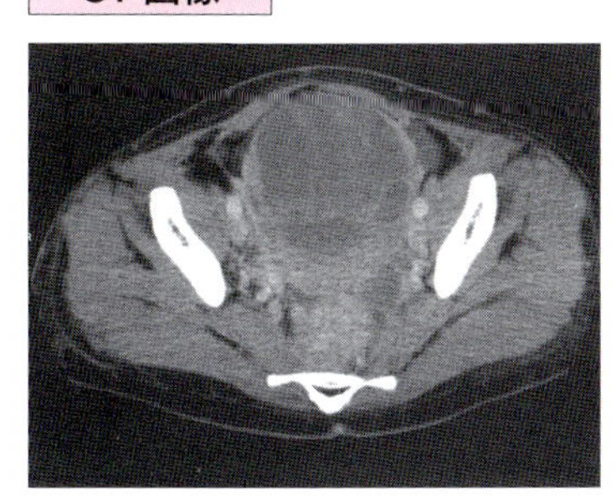

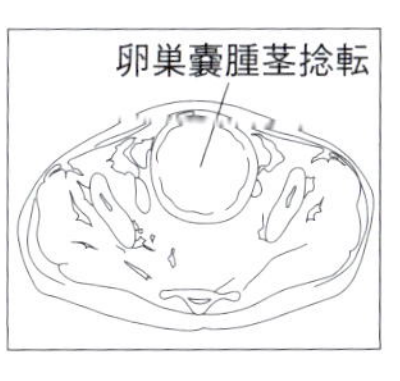

特異的な CT 所見はない。

そのほかの女性の腹痛所見②

子宮腫瘍

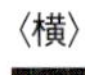
〈横〉

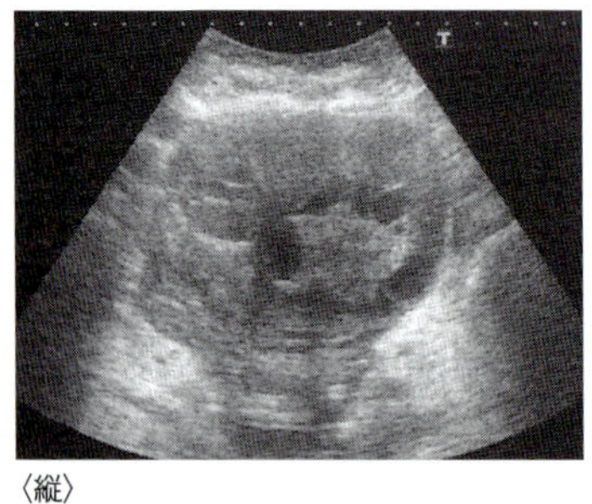

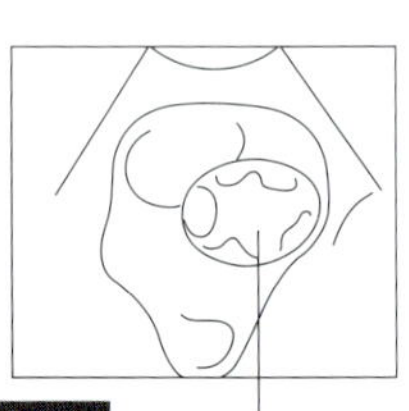

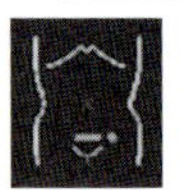

子宮の部位に
大きな腫瘍塊

〈縦〉

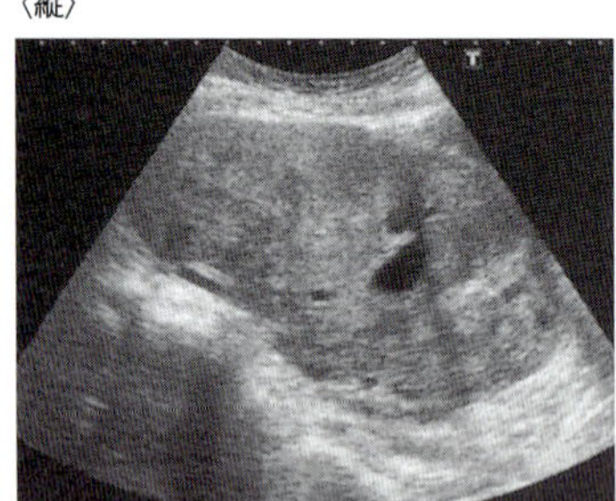

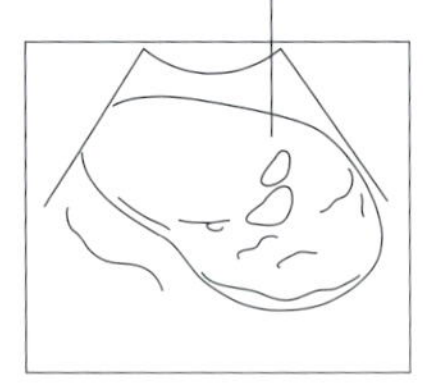

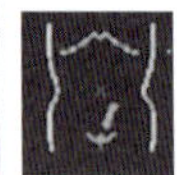

CT 画像

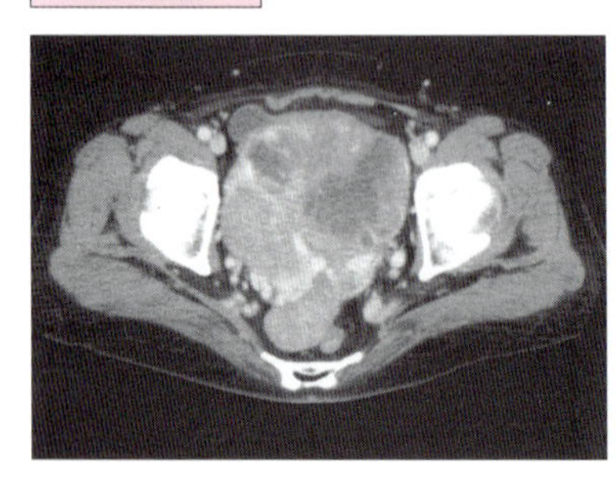

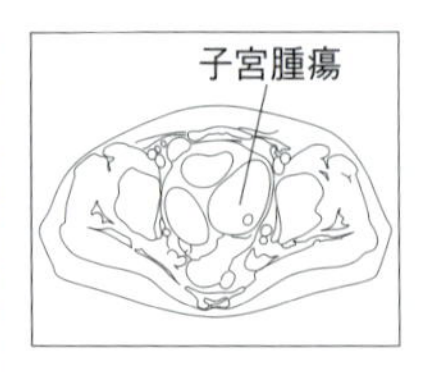

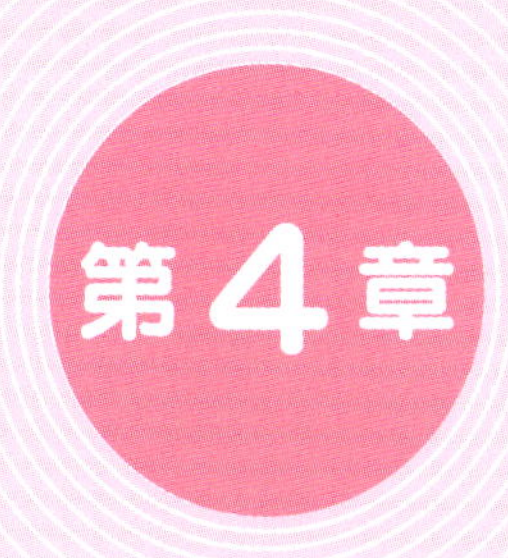

頸部・胸部

- 甲状腺
- 肺
- 心臓

知っていると案外使える

甲状腺

甲状腺疾患が疑われる患者さん。診察してみると，
腫大？　結節がある？

そんなとき，サクッと観察してみよう。

▶ここで描出したい画像

〈横〉

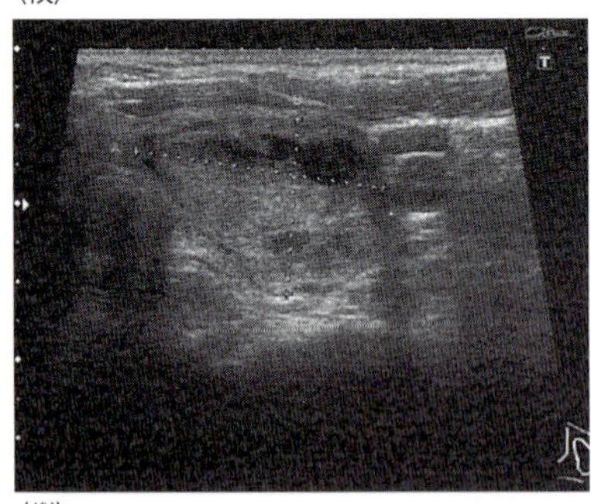

〈縦〉

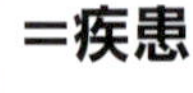

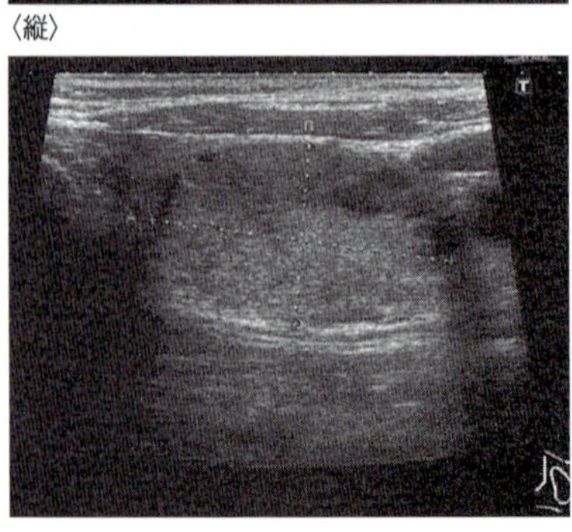

救外遭遇頻度	エコーの有用性	エコーの難易度
—	★★★	★★

〈横〉

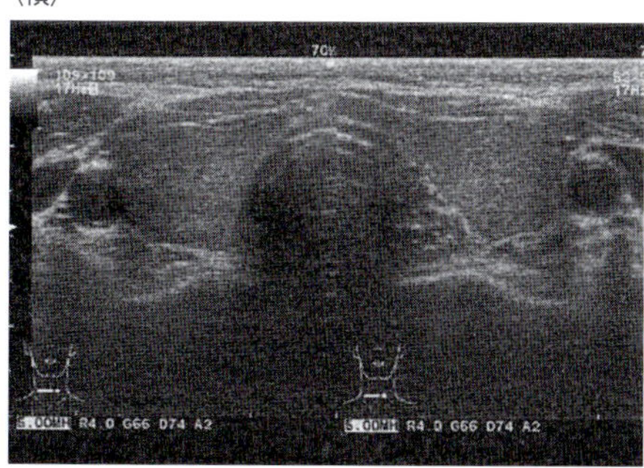

〈縦〉

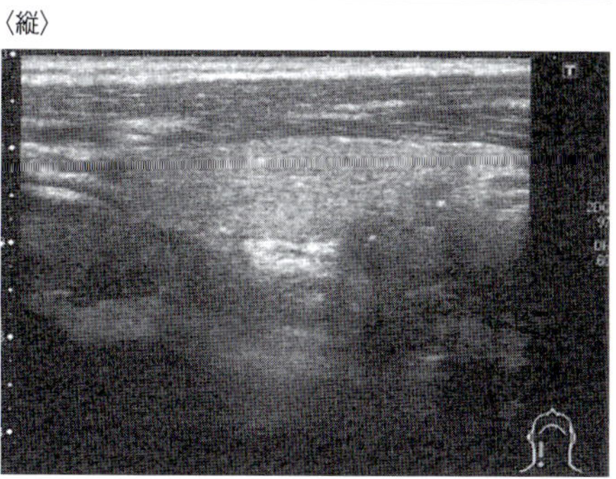

＝正常

▶まずは甲状腺の位置を理解しておこう

・観察は右葉・左葉に加え峡部を行う。!

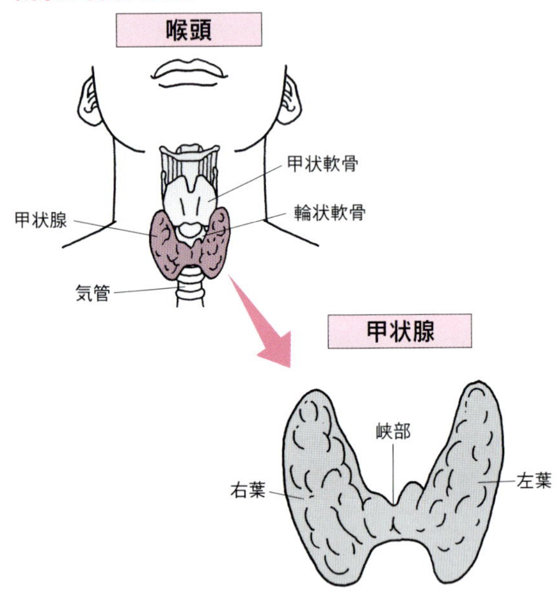

・甲状腺は，蝶の形をした臓器である。
・峡部は，第 2，3 気管軟骨の高さで気管の前面に認める。
・右葉・左葉はその上方に円錐状にあり，甲状軟骨上縁付近にまで達する。

▶頭にいれたらいざ実践!!

◉エコープローブはリニア型を選択。

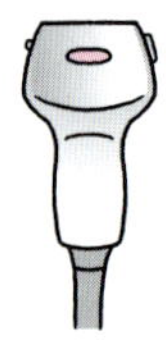

基本のプローブ位置

・仰臥位が基本。座位でも可能。

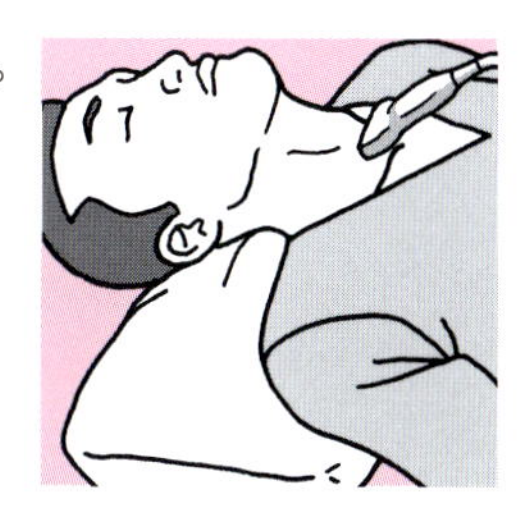

1 まずは甲状腺全体の観察，大きさの把握

大きさの正常値目安は

①長径	50mm 以下
②短径（厚径）	15mm 以下
③横径	20mm 以下
④峡部厚（奥行き）	4mm 以下

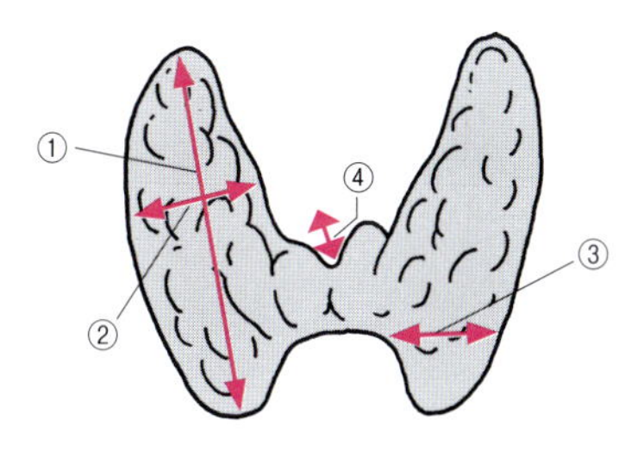

①長径　②短径（厚径）　③横径　④峡部厚（奥行き）

2 次に内部を詳しく観察

甲状腺正常

〈横〉

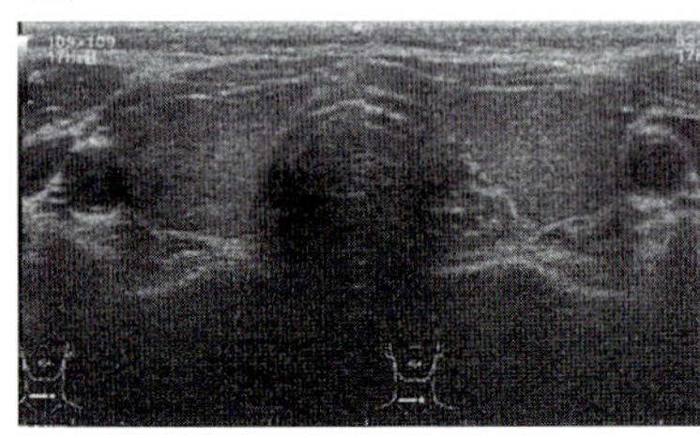

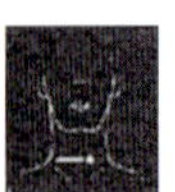

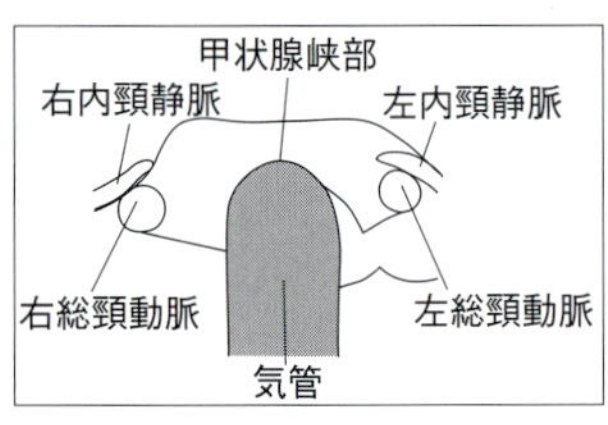

〈縦〉

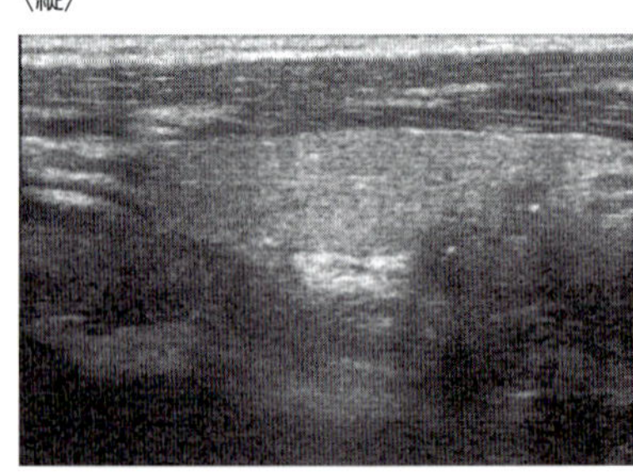

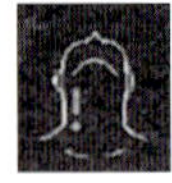

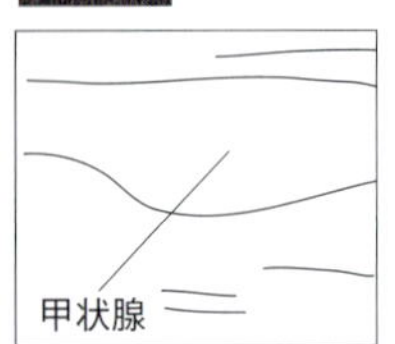

肝どころ

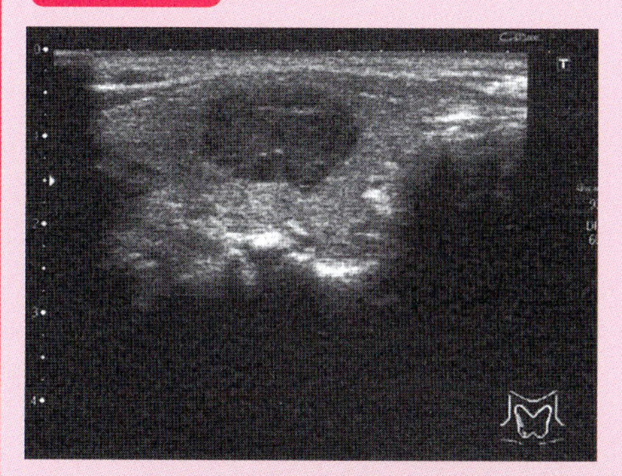

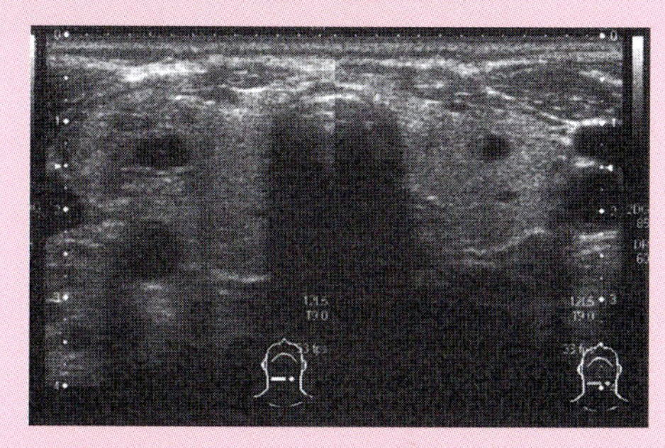

甲状腺内部に結節を見つけたら…。ここを check！

- 結節の性状：充実性，嚢胞性，混合性
- 周辺組織との境界の性状：明瞭・不明瞭
  平滑・スムーズ，粗雑
- 内部エコー：エコーレベル高，低，均一
- 血流：あり，少ない，ない

check した所見で悪性を疑うもの!!

甲状腺結節（腫瘤）超音波診断基準案

	＜主＞				＜副＞	
	形状	境界の明瞭性・性状	内部エコー		微細高エコー	境界部低エコー帯
			エコーレベル	均質性		
良性所見	整	明瞭平滑	高～低	均質	(−)	整
悪性所見	不整	不明瞭粗雑	低	不均質	多発	不整なし

（甲状腺結節（腫瘤）超音波診断基準（2011）より抜粋）

悪性を疑わせる所見は，

・形状不整，境界不明瞭，粗雑
・内部エコーは低く，不均一……
} いかにも悪性っぽい

見た目，印象がかなり大切ってことです。

悪性っぽければ，もちろん，細胞診などの次のステップの精査が必要になります。印象は悪性っぽくない，でも大きいな…。
細胞診をした方がいいかな，って悩むときもしばしば出てきます。

そんなときは……。

結節の大きさを測定し，どうするか判断しましょう

ある論文[1]では 1cm より大きいときに悪性を疑うとしている。

1) Papini E, et al: Risk of malignancy in nonpalpable thyroid nodules: predictive value of ultrasound and color-Doppler features. J Clin Endocrinol Metab. 2002; 87: 1941-6.

◉結節の最大径が,

・5mm 未満:	基本的には経過観察
・5mm 以上 10mm 未満:	悪性所見あり→細胞診
	悪性所見なし→経過観察
・10mm 以上 20mm 未満:	充実性→細胞診
	嚢胞→経過観察
・21mm 以上:	細胞診

・悪性を少しでも疑う所見があれば細胞診
・10mm（1cm）以上の充実性の腫瘤は細胞診
・21mm 超えたら迷わず細胞診

この 3 点が大切です。

・米国臨床内分泌医会（AACE），イタリア臨床内分泌学会（AME），欧州甲状腺学会（ETA）が共同でガイドラインを出し，以下のフローチャートが示されている。

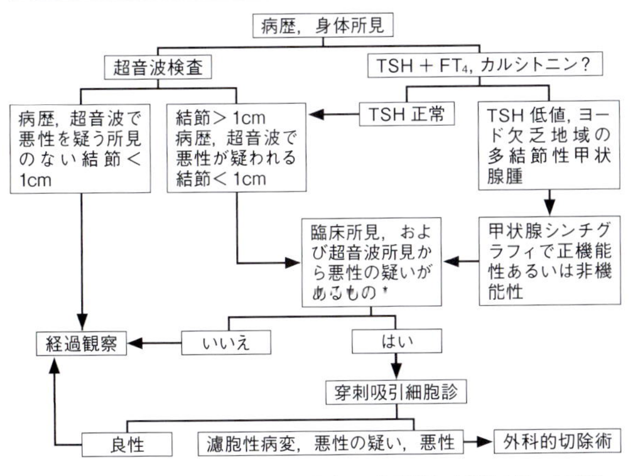

＊①低エコーで充実性の 1cm 以上の結節，②病歴，検査所見から悪性の疑い（皮膜外への浸潤所見，頸部リンパ節転移の疑い，小児期，思春期における頸部放射線照射，一親等内に乳頭癌，髄様癌，多発性内分泌腫瘍 2 型患者がいる，甲状腺癌の術後，高カルシトニン血症）があるすべての結節，③超音波で悪性あるいは悪性が疑われる 1cm 以下の結節

結節性甲状腺腫（腺腫様甲状腺腫）

▶もう一度今回の症例を見てみよう

〈甲状腺峡部横〉

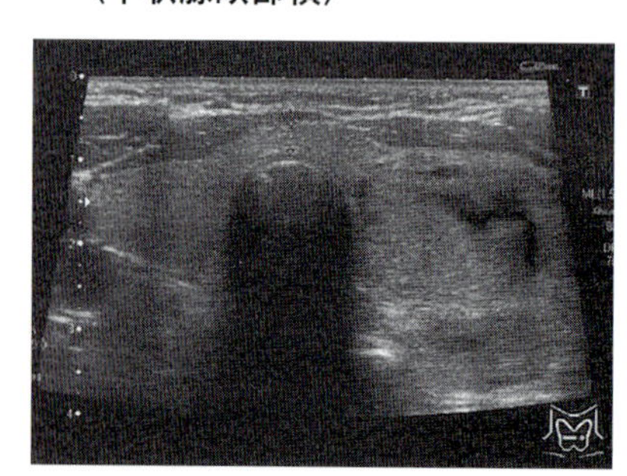

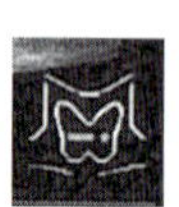

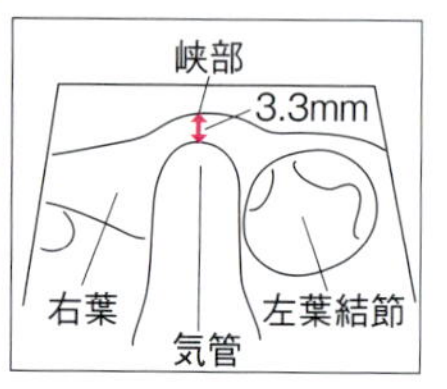

〈右葉横（正常側）〉

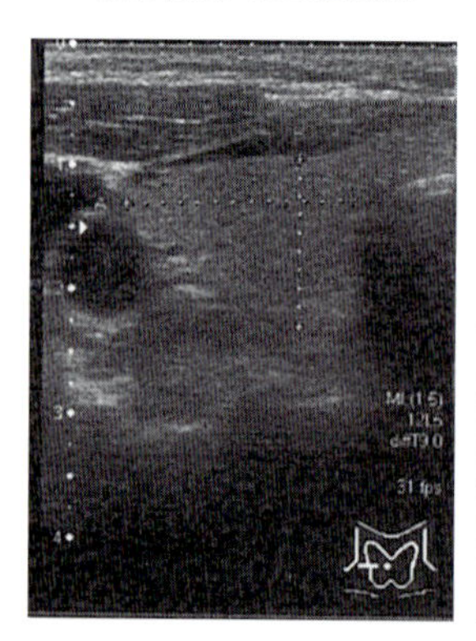

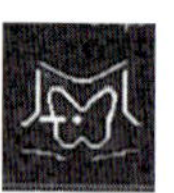

甲状腺右葉横径
ここでは 18.7mm

右総頸動脈
右葉

〈左葉横（結節の評価）〉

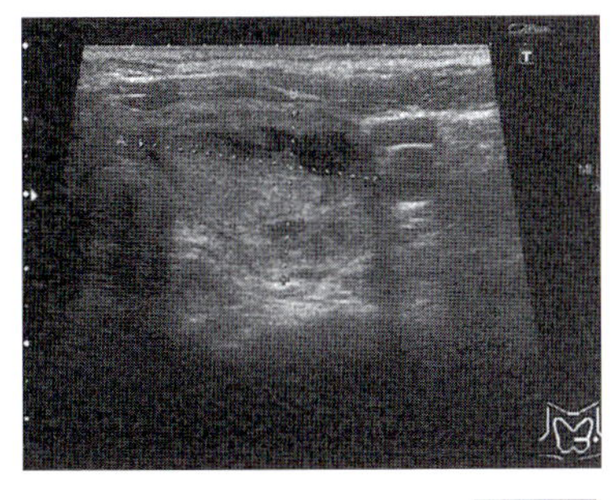

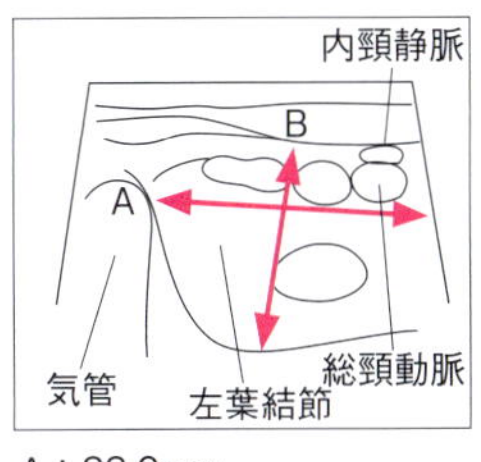

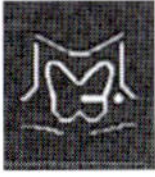

A：33.0mm
B：22.4mm

〈左葉縦（結節の評価）〉

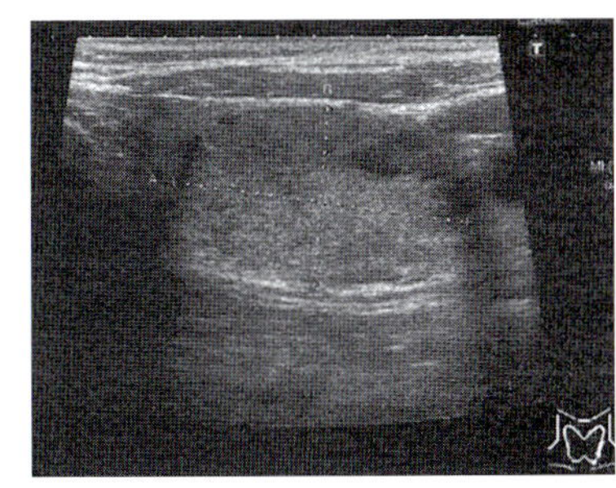

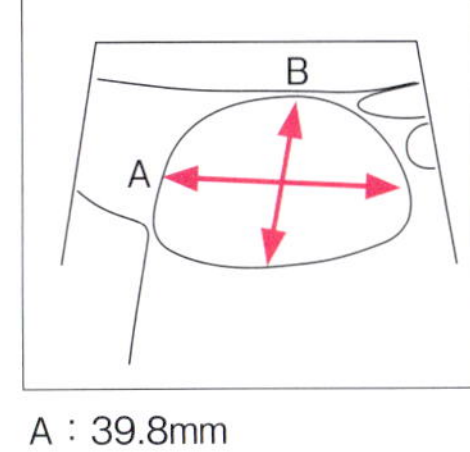

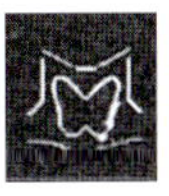

A：39.8mm
B：22.6mm

そのほかの甲状腺所見①

びまん性甲状腺腫大

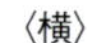
〈横〉

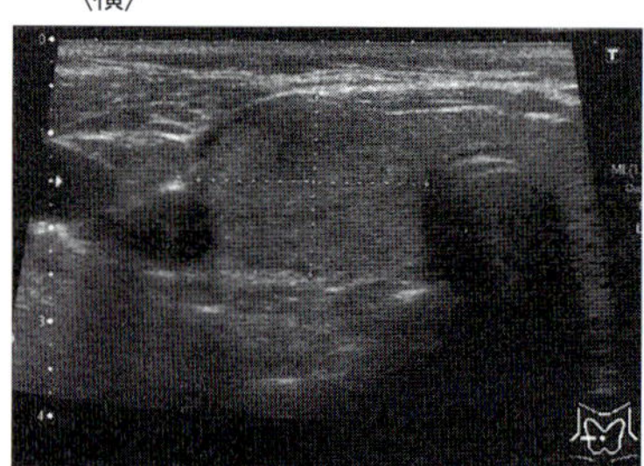

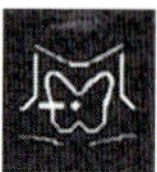

A：横径 25.1mm
B：厚径 18.9mm

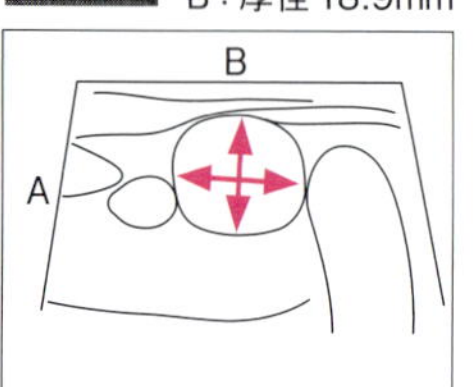

〈縦〉

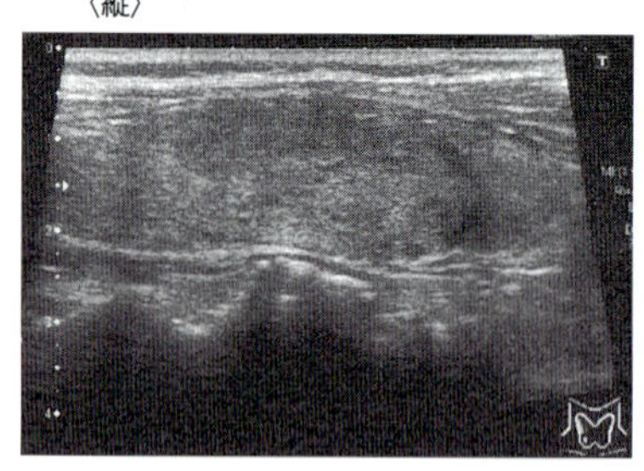

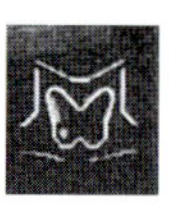

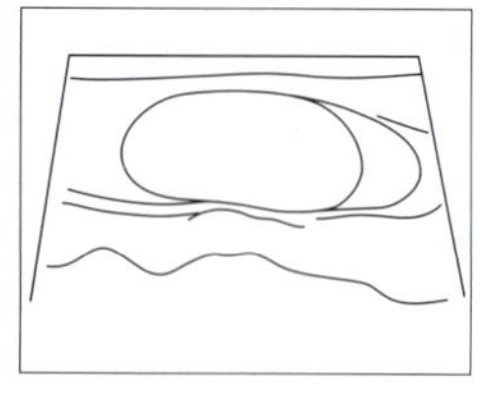

〈峡部〉

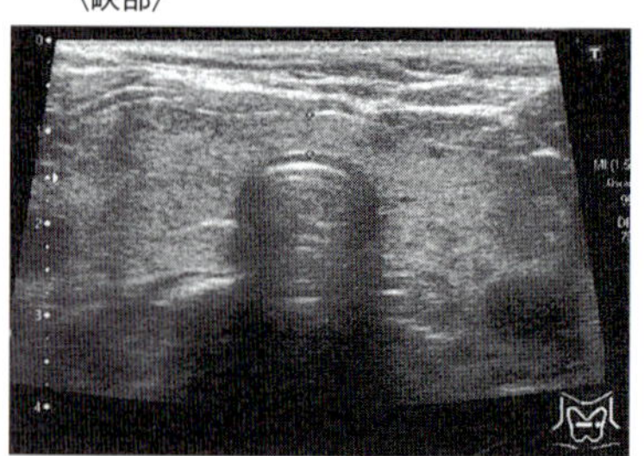

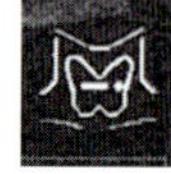

A：峡部厚 4.2mm

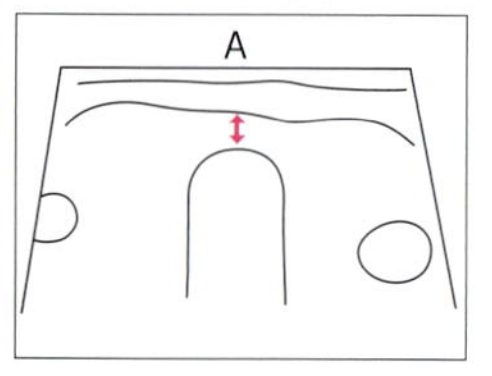

そのほかの甲状腺所見②

亜急性甲状腺炎

- 診察上，甲状腺に圧痛を認める。
  エコーでは，圧痛部に一致した低エコー域を認める。

〈横〉

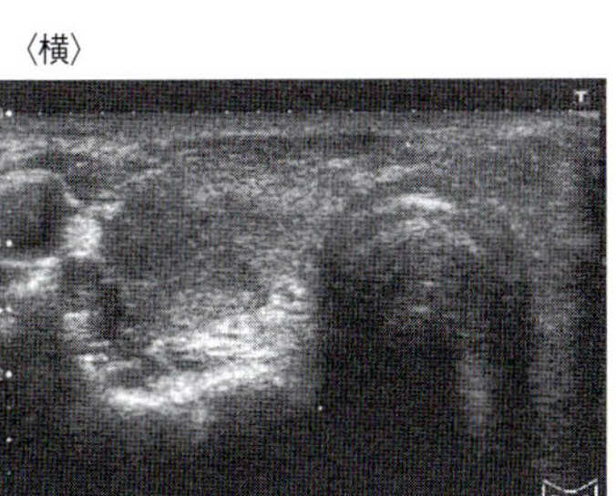

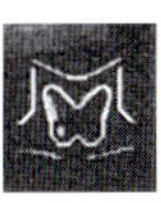

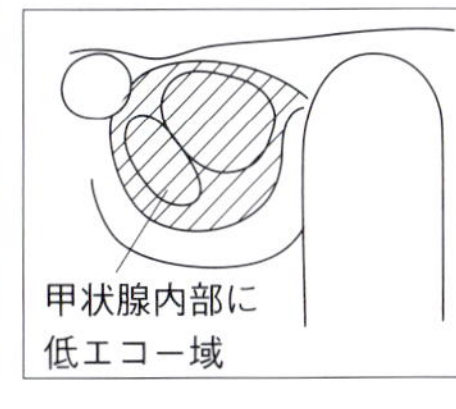

〈縦〉

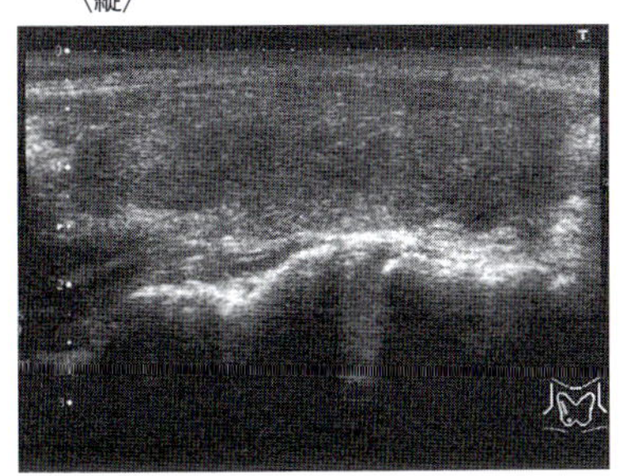

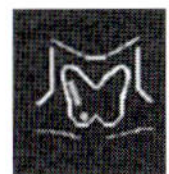

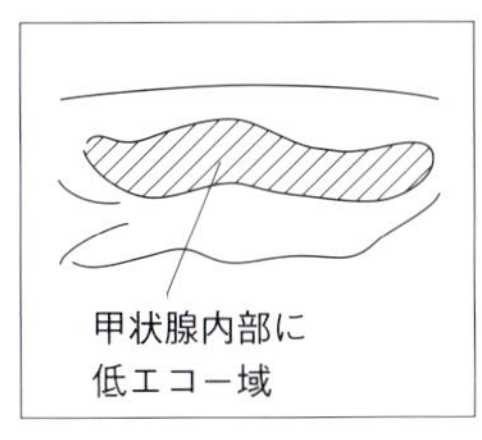

まとめ

甲状腺の腫大をみつけたら以下の疾患を念頭に入れよう。

◉甲状腺疾患診断ガイドライン 2013（日本甲状腺学会）

甲状腺腫大およびエコー所見など関連したものをピックアップした。

バセドウ病

・びまん性甲状腺腫大

慢性甲状腺炎（橋本病）

・びまん性甲状腺腫大

亜急性甲状腺炎

・有痛性甲状腺腫
・甲状腺超音波で疼痛部に一致した低エコー域

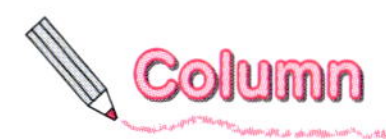

毎年繰り返すヤツ

年初め，新年度など，節目には「今後はこれをやろう」と目標を立てる。でも，途中で頓挫し，そのうちに何を目標にしていたのかも忘れてしまう。
毎年繰り返す，得意のやつ。なんでだろう？
いくつか原因は考えられる。

・目標は設定するけれど，その道筋をつける所まで計画しない。だから，途中で道に迷ってしまう，そして，やめてしまう。
・目標設定が高望み過ぎる。高すぎる目標は現実味がなく，夢でしかなくなる。
・目標達成をいつまでに，っていう時間が決まっていない。それだと，先延ばしにして終わり。
・無理をする。無理は一時的にはいいけれど，長続きはしない。
・振り返らない。いったん立ち止まって，振り返ってみる。ときに目標を再確認して，進む道を修正する。

とは言ってもね，わかっているんだけどね，なかなかできないんだよな…。
さあ，まずはそのネガティブな考えを捨てることから始めよう。

Advanced
肺

若年男性。既往歴に気胸あり。
以前も気胸になったときと同じように胸痛と息苦しさで受診。

▶ここで描出したい画像

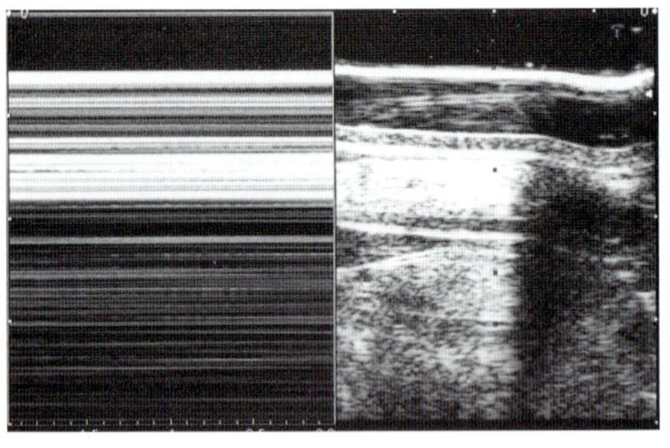

=疾患

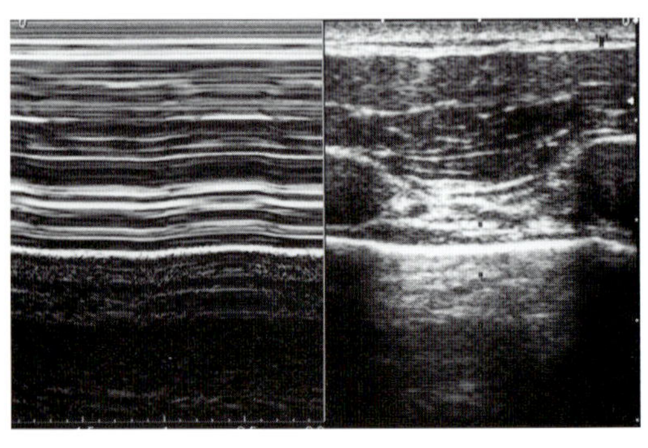

=正常

救外遭遇頻度	エコーの有用性	エコーの難易度
★★	★★★	★★★

▶まず肺の位置を理解しておこう

前面

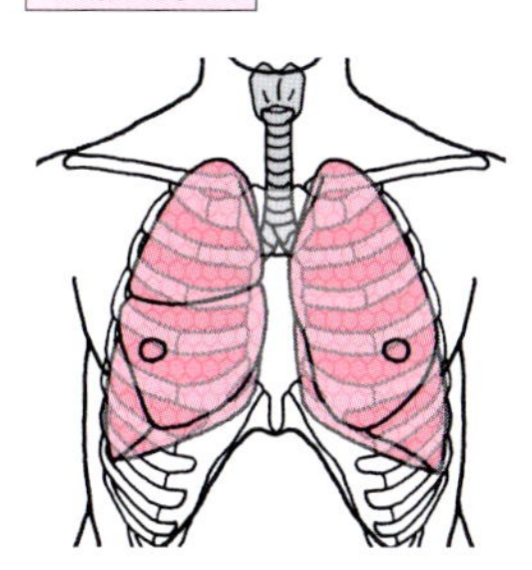

側面

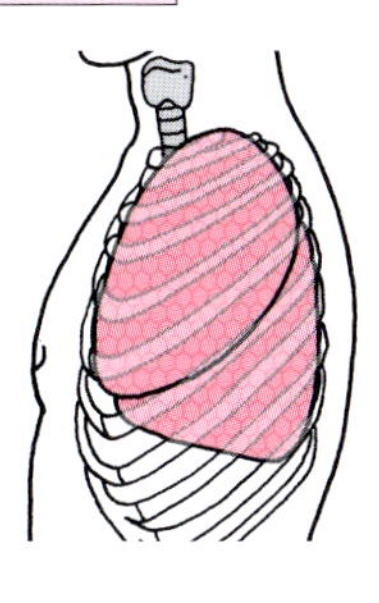

通常エコーで肺がどのように見えるか，一度見ておくとよい。

▶頭にいれたらいざ実践 !!

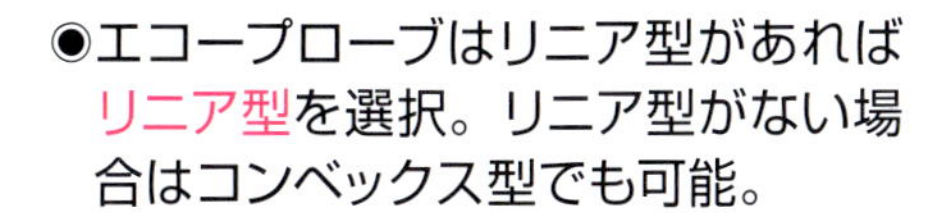

◉エコープローブはリニア型があればリニア型を選択。リニア型がない場合はコンベックス型でも可能。

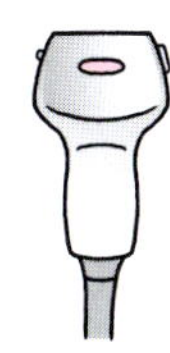

基本のプローブ位置

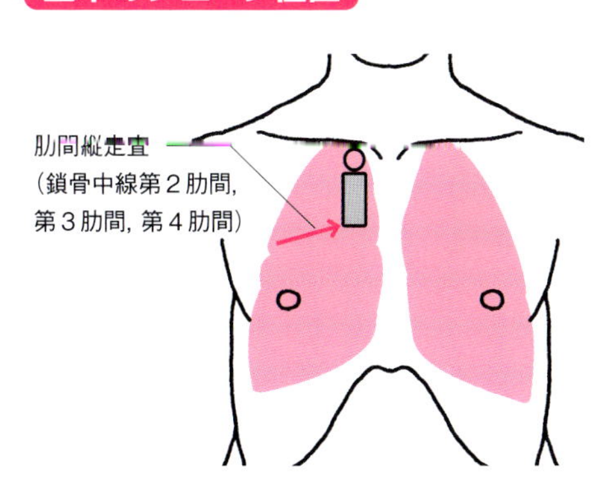

肝どころ

- **エコーは空気に弱い。**
  空気があるとエコー波がはね返されてしまう
  ⇒逆手に取ることで，気胸の診断が可能に。
- 実は胸部 X 線よりも優れている !?
  感度

感度	88（86 ～ 100）%
胸部 X 線	52（28 ～ 75）%

特異度

特異度	99（88 ～ 100）%
胸部 X 線	100（90 ～ 100）%

⇒エコーの方が気胸を否定する能力は高い[1]**。**

1）Ding W, et al: Diagnosis of pneumothorax by radiography and ultrasonography: a meta-analysis. Chest. 2011; 140: 859-66.

正常像

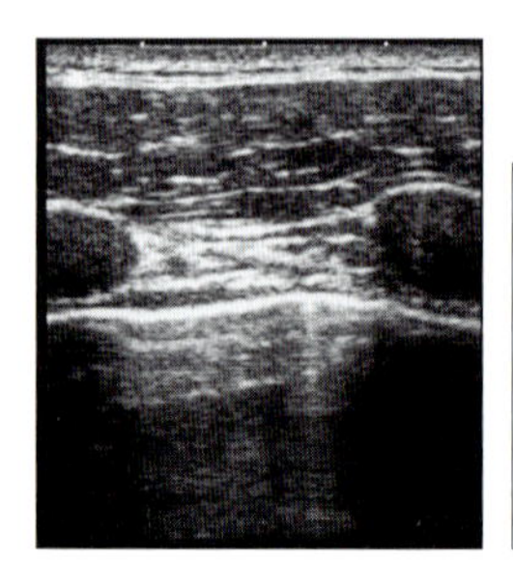

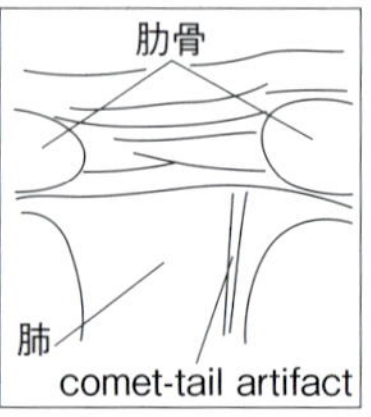

正常エコー像で見られる所見

①comet-tail artifact：**胸膜アーチファクトが胸膜から深部に向かって伸びる様子**。

②lung sliding：文字通り，**呼吸に合わせて肺がスライドする様子**が見られる。
これは，壁側胸膜と臓側胸膜とのズレにより生じる。
残念ながら，写真ではスライドする様子を伝えきらないので，是非**一度実際に確認**して欲しい。一度見れば忘れない！ You tube にもいくつも動画が up されているが，**自分の肺にエコーを当てれば**すぐに確認できるし，呼吸と肺の動きに実感が湧いて，決して忘れないはず！

③seashore sign：seashore は「海辺・海岸」の意味。左の肺エコー像を M モードで見ることで分かる。

M モード

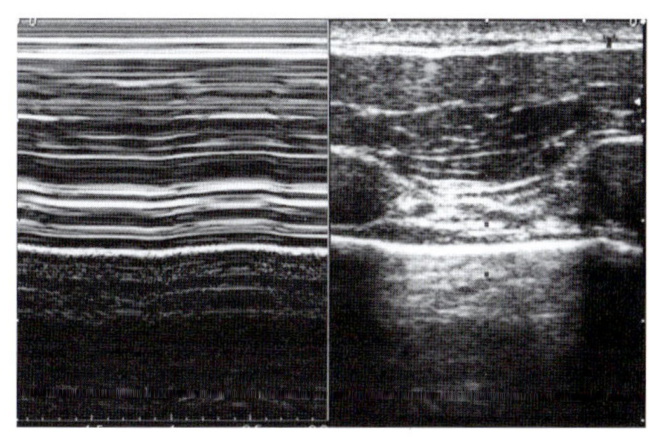

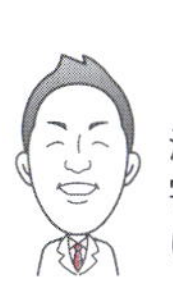

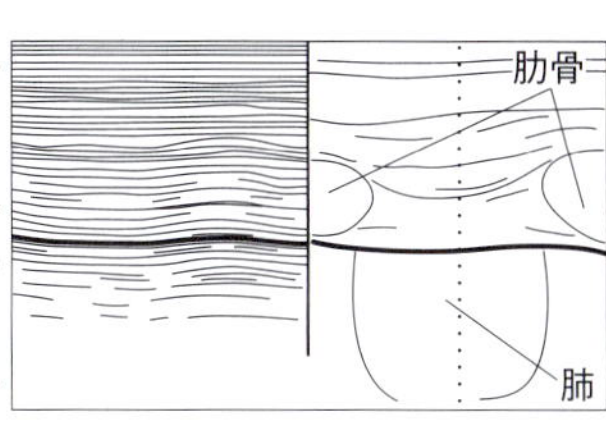

気胸

Mモード

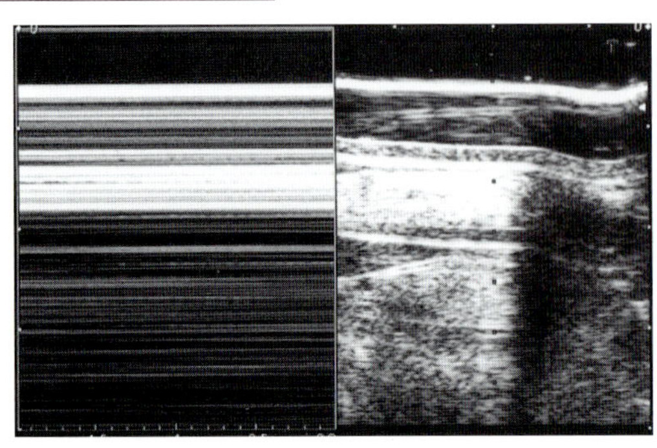

正常のときに見られた浜辺がなくなって，ただの波やバーコードのように見える。

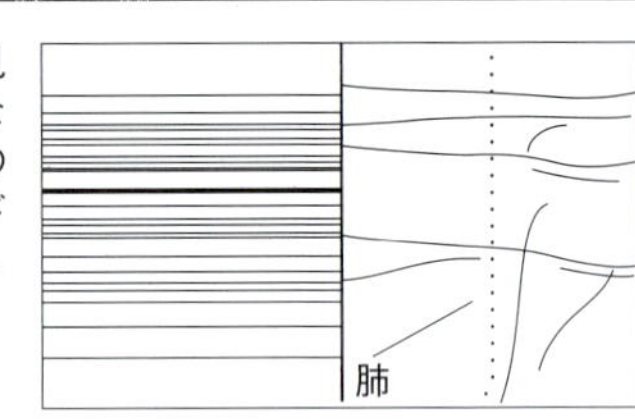

気胸では以下の３つのサインが，

① comet-tail artifact：消失

② lung sliding：消失

③ seashore sign：消失

『全て消失』する。

なので，正常を頭に入れておくことが気胸を見付ける近道。
自分の肺にエコーを当てて，正常エコー像を覚えておこう。

この時点でうまく見えない場合

1 プローブの位置が悪い

2 見えているのに認識できない

解決法

1 プローブの位置が悪い

↓

前述したように**エコーは空気が残存すると途端にその深部は抽出できなくなってしまう。**

やせていたりすると，縦にすると肋骨と肋骨に寄ってしまうため，そのときは横走査で観察も可能。

2 見えているのに認識できない

↓

正常と気胸の違いをもう一度頭に入れる。

正常は① comet-tail artifact，② lung sliding，③ seashore sign，この3つが認められる。気胸では sliding や artifact の動きはなく，バーコードの様に見える。

アドバイス

気胸をエコーで診断できたらかっこいい！もうエコー上級者だ。

詳しく測定できなくても，大切な所をおさえて

救急外来では大きな武器になる
心臓

心臓エコーはハードルの高い手技に思われやすいし，実際かなり奥深い。でも，やる前からネガティブに考えているとチャンスがあっても手が出ないし，やらなければ上達への道は遠のいてしまう。
誰だって最初は初心者。さあ，プローブを持ってみよう。

なぜ難しく感じるか

1. イメージが湧きにくい。実際には3次元で動きもある心臓を2次元のエコー画像で見ようというのだ。心臓のどこをどう見ているのかなかなか理解できない。
2. 見なきゃいけないところが多い。
3. 他臓器に比べて，同じように当ててもエコーの描写にバラつきが多い。

こんなところが苦手意識を大きくしているのだと思う。でも，悩んでもなかなか解決は難しい。エコーはやるのが一番！ とにかく**プローブを当ててみて，エコーの図を頭の中に入れてしまおう。**

救外遭遇頻度
★★★

エコーの有用性
★★★

エコーの難易度
★★★

▶基本的な長軸像・短軸像と，患者さんのどこにプローブを当てるか

何度もエコー像を見て，**理論じゃなく映像として頭に入れてしまおう**。周りに誰もいなかったり，空いた時間に自分の心臓をエコーで見てみるのもいいかもしれない。

- ◉患者さんの姿勢は，基本は左側臥位。左側臥位になれなければ仰臥位でも可。
- ◉検査するときは，患者さんの右側からアプローチする。

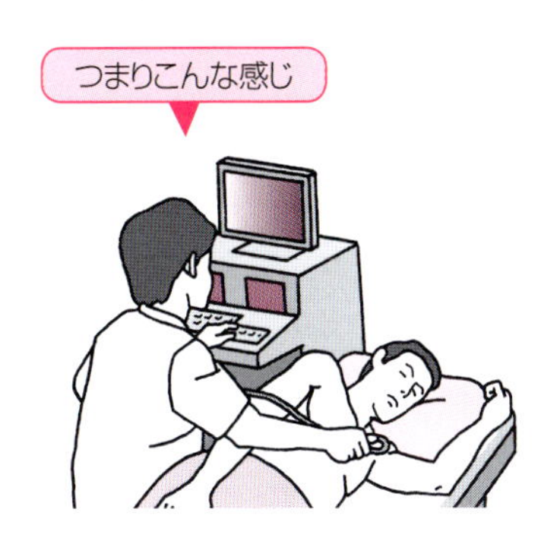

◉エコープローブは正方形に近いセクタ型を選択

プローブの先端を見てみよう。少し出っ張っていたり，丸い印がついているなど，何か**マーク**があるはず。エコー検査のときはそのマークを患者さんのどこに向けるといい画が描出できるかも頭に入れておこう。

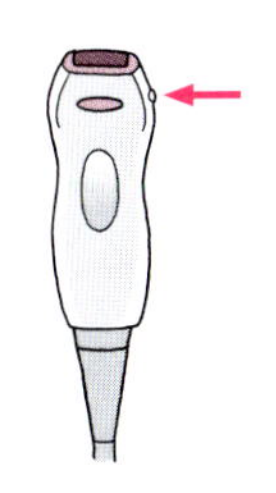

▶基本の当て方とエコー図

そのまま頭に入れてしまおう

基本エコー像

傍胸骨左縁	左室長軸像…① 左室短軸像…②
心尖部	左室長軸像…③ 四腔像………④ 二腔像………⑤
心窩部	矢状断像……⑥ 四腔像………⑦

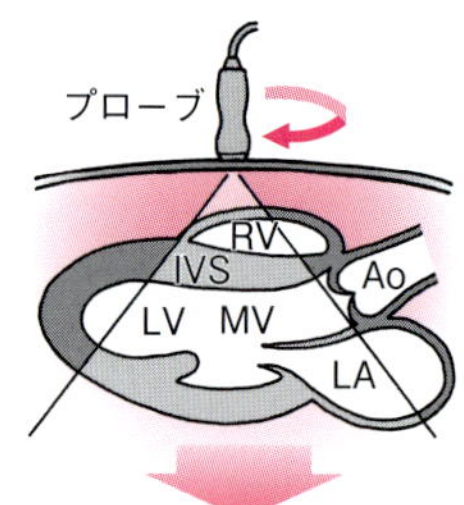

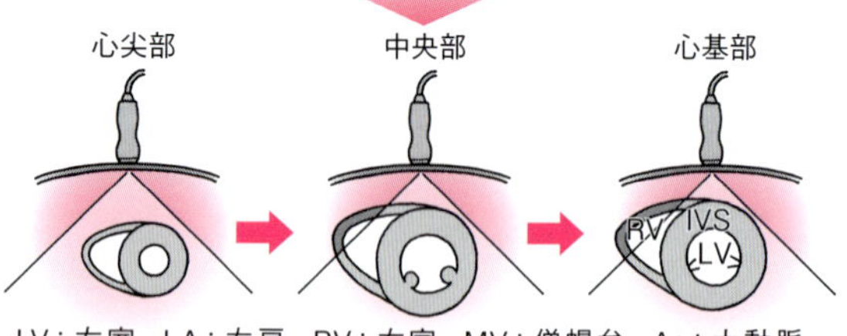

LV：左室　LA：左房　RV：右室　MV：僧帽弁　Ao：大動脈
IVS：心室中隔

アドバイス

心臓の位置・形・大きさは個人差がある
上記はあくまでも基本の位置なので，患者さんに合わせて微調整しよう。場合によっては描出しにくいこともある。だから，うまくできないといってすぐに落ち込まないように!!

基本断面像

傍胸骨左縁

①左室長軸像

プローブの位置	第3もしくは第4肋間胸骨左縁
プローブの向き	プローブのしるしが，患者さんの右肩を向くように
得たいエコー画像・観察できるもの	大動脈左心房・左心室，左心室壁運動 僧帽弁・大動脈弁

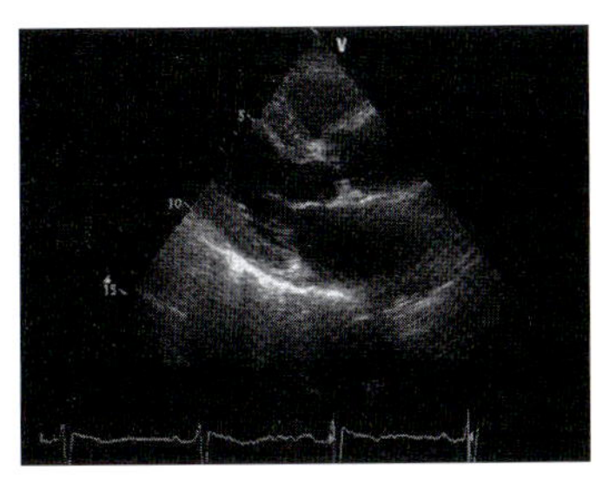

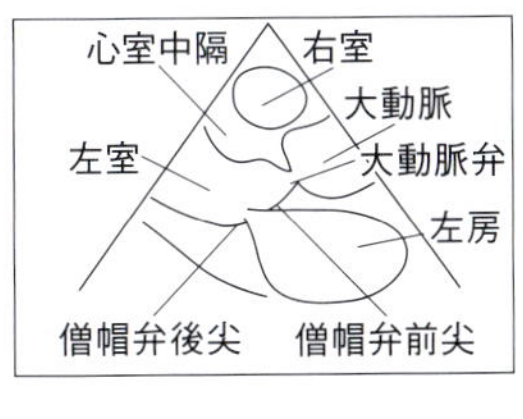

②左室短軸像

プローブの位置	長軸像の時と同じ
プローブの向き	長軸像の画がきれいに描出されているところから，90°時計回りにまわす。
得たいエコー画像・観察できるもの	プローブを振ることで，僧帽弁レベル，乳頭筋レベル，心尖部レベル，大動脈弁レベルを観察可能。

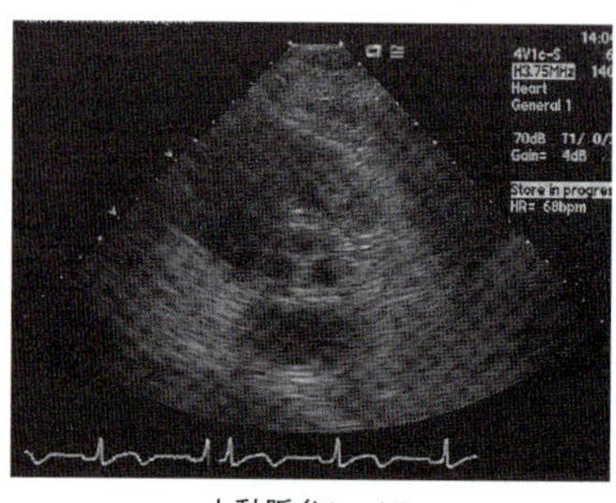

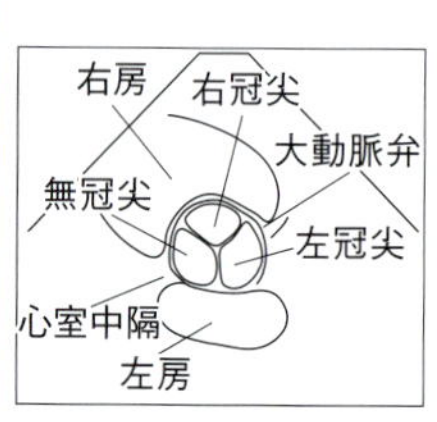

大動脈弁レベル

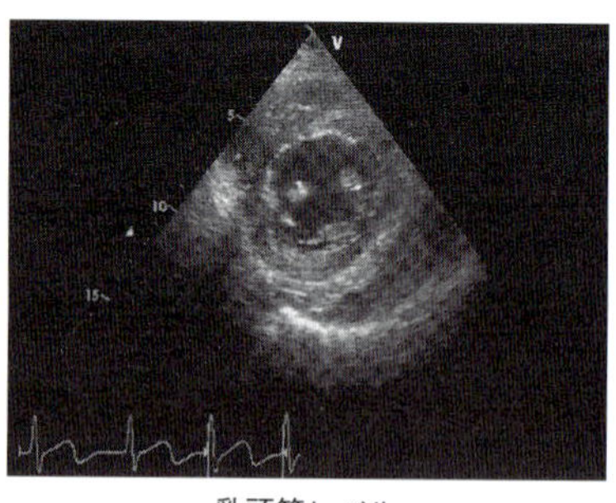

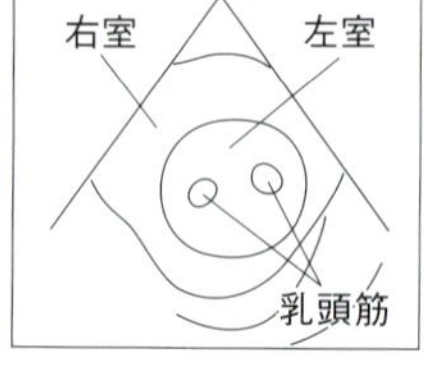

乳頭筋レベル

心尖部

③左室長軸像

プローブの位置	心尖部。目安は左第5肋間鎖骨中線上付近。
プローブの向き	傍胸骨左縁長軸像と同様，プローブのしるしが患者さんの右肩を向くように
得たいエコー画像・観察できるもの	左室の壁運動，大動脈弁，僧帽弁

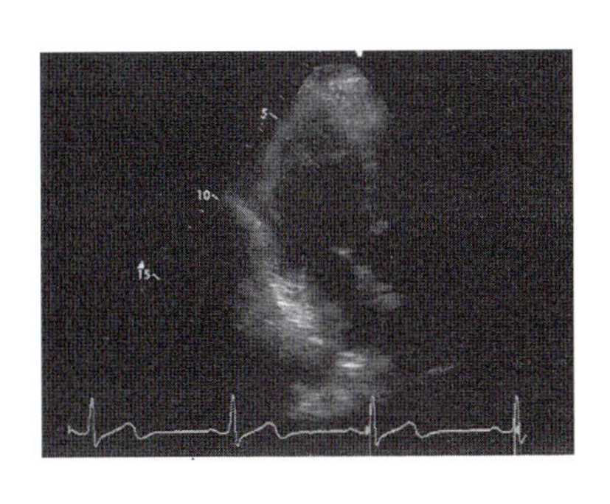

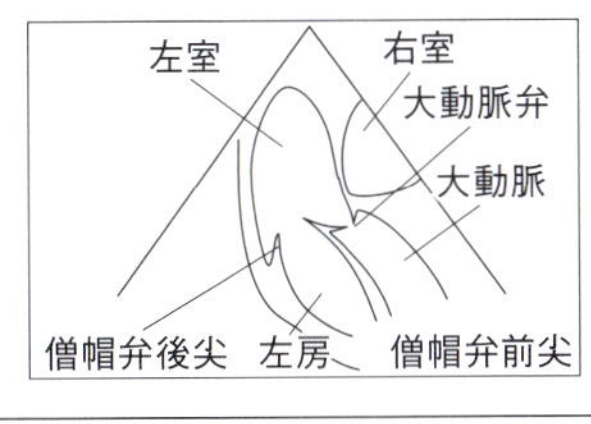

④四腔像

プローブの位置	心尖部。目安は左第5肋間鎖骨中線上付近。
プローブの向き	心尖部左室長軸像の描出位置から時計回りに 90 ～ 120° 回す。 プローブのしるしは患者さんの左肩から左腕に向くように。
得たいエコー画像・観察できるもの	右・左の心房・心室を同時に。 中隔・側壁の壁運動，僧帽弁， 三尖弁

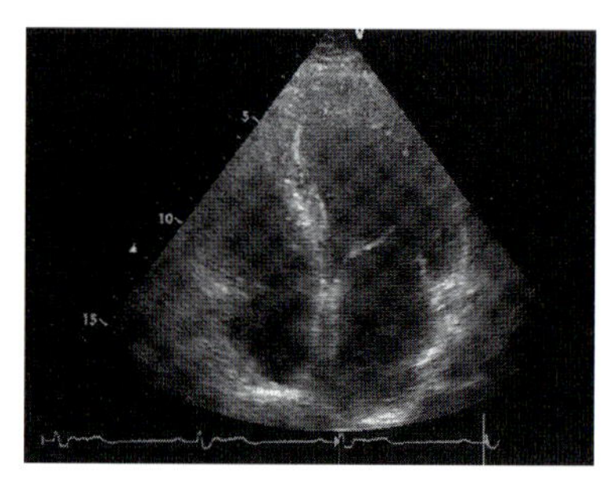

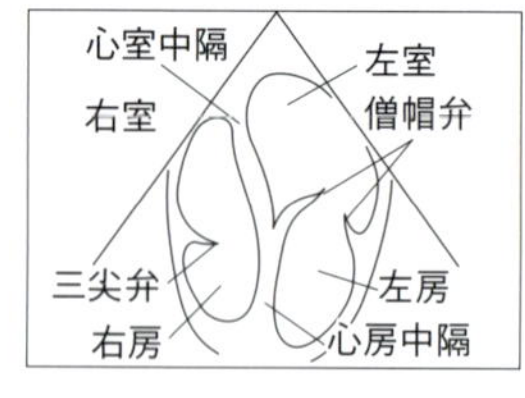

⑤二腔像

プローブの位置	心尖部
プローブの向き	心尖部四腔像から，反時計まわりに回転させて，右室が見えなくなると描出される。
得たいエコー画像・観察できるもの	左室の壁運動，EF の計測

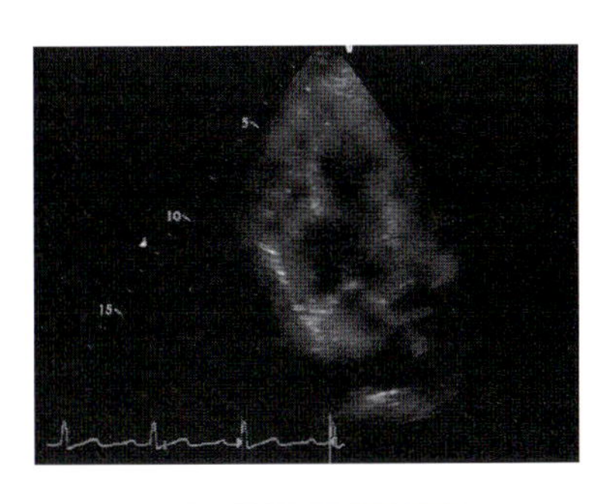

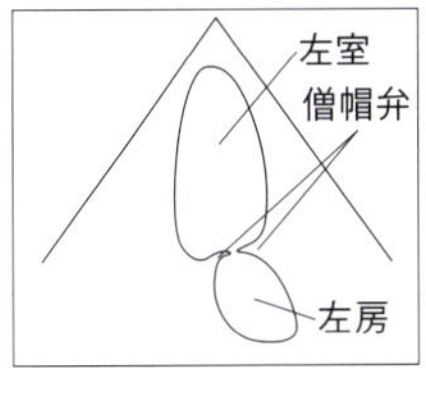

心窩部

⑥矢状断像

プローブの位置	心窩部，剣状突起の下方。
プローブの向き	プローブのしるしは患者さんの 頭側に向けて。
得たいエコー画像 観察できるもの	右房～下大静脈 右房圧や下大静脈径。下大静脈の呼吸性変動

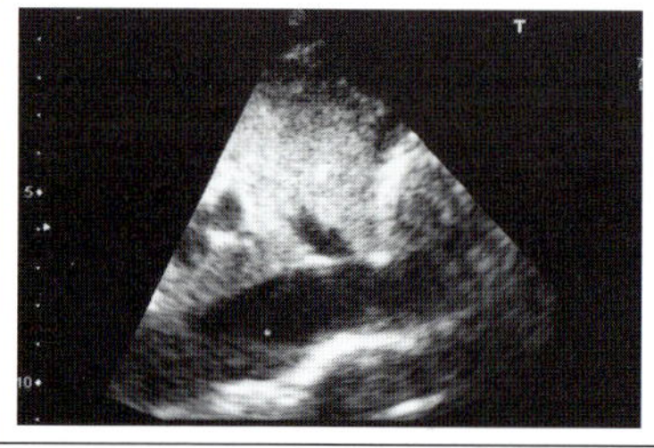

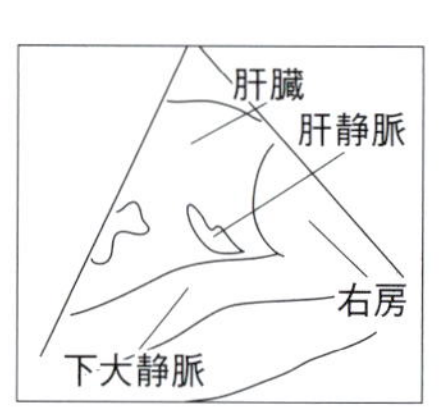

⑦四腔像

プローブの位置	心窩部
プローブの向き	プローブの印は患者さんの 左側腹部に向けて。
得たいエコー画像 観察できるもの	心嚢液の貯留 四腔全体の動き

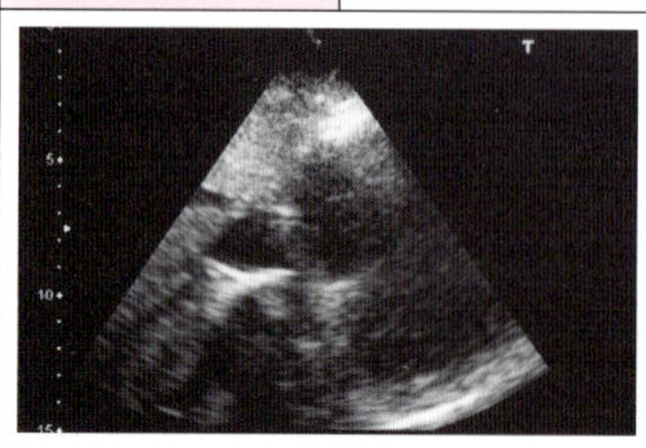

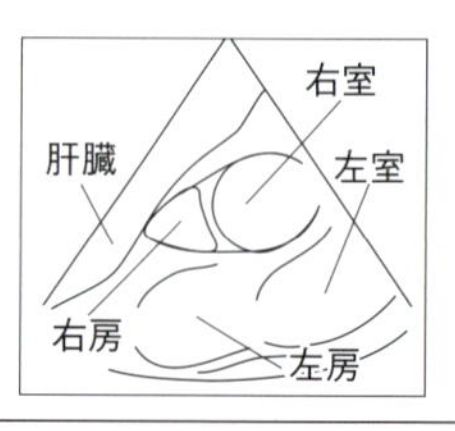

まずはここまででOK。
患者さんに実際に心エコーを当てて，基本断面像をうまく描出する。これができたら，EF測定や弁膜症チェックもできたも同然。

では，実際の臨床の場に戻ろう。

心筋梗塞

65歳，男性。1時間前から胸が締めつけられるように痛む。高血圧，脂質異常症，喫煙歴あり。
心臓が怪しい（原因の可能性が高い）。点滴·血液検査·心電図などオーダーして，エコーをやってみるか…。

▶まずは心臓の位置と解剖を理解しておこう

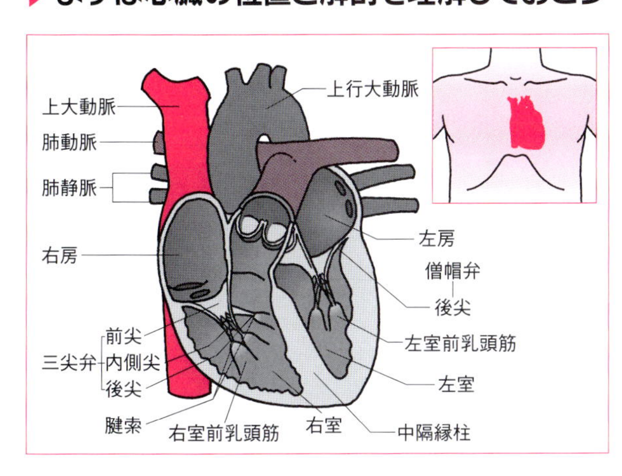

アドバイス

エコーをやるのはもちろんいい。是非やるべき。でも，エコーに手間をかけ過ぎないように!!
エコー検査に夢中になるあまり，心電図チェック·血液データチェック，循環器専門医コールなどを遅れさせることがないように。
「Time is muscle」である。

肝どころ

心臓が虚血により生じる左室壁運動異常“asynergy”は，基本断面像を用い，いくつかの断面からの評価が大切である。

- 米国心エコー学会により提唱されている左室壁16分割モデル
- 壁運動評価の分類

での評価が一般的なので頭に入れておくといい。
覚えられなければ，その都度チェックしよう！

米国心エコー図学会提唱 左室壁16分割モデル

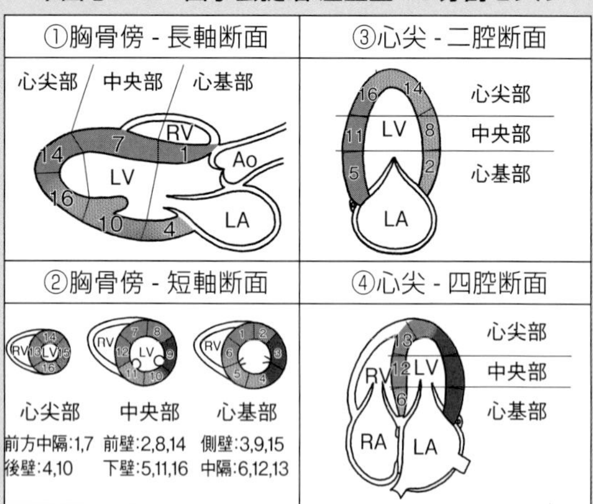

LA：左心房，LV：左心室，Ao：大動脈，RA：右心房，RV：右心室

- 左冠動脈前下行枝
- 左冠動脈回旋枝
- 右冠動脈

大きく心尖部・中央部・心基部に分割し，さらに細かく分割して，評価している。
ただし，個人差もあり，もちろん，実際の心臓に線が引かれている訳ではなく，あくまでも目安である。

Asynergyの分類

健　常	正常の壁運動，心室壁の内方向への運動量は十分であり，かつ収縮の時相が一致。	
低収縮	心室壁運動の局所的な低下，健常部と比較して一部の心室壁の内方向への収縮期運動量が減少しているが収縮の時相は一致している。	
無収縮	心室壁運動の局所的な欠如，一部の心室壁が全く内方向への運動を示さないが，心室収縮期に外方向は突出しない。	
奇異性収　縮	局所心室壁運動の収縮期奇異性拡張，一部の心室壁が心室収縮期に正常とは逆に外方向へと運動し，拡張末期の心室外縁よりもさらに外方へ突出する。	
瘤形成	収縮期に心室壁の膨張を認め，拡張期に元の心室壁の位置に戻らず編曲点をもって瘤状に突出している部分。	

[Austen WG et al: Circulation, 51 Suppl 4, 1975]

壁運動評価の分類。傍胸骨左縁 左室短軸像で評価する。

左室拡張末期：―― 実線

左室拡張末期：…… 破線

▶症例の患者さんにエコーを当てると

傍胸骨左縁 左室長軸像

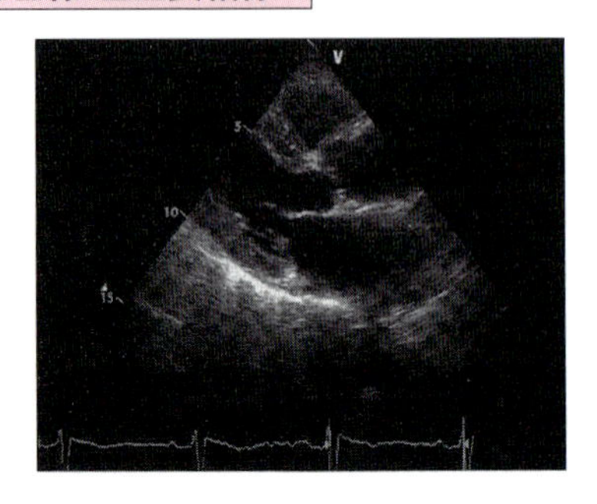

このようなエコー所見がみられた??
左室後壁の動きが悪そうだ…。
ここで**Mモード**を使ってみよう。
「エコーの使い方」（p.18）にも出てきたように，**横軸を時系列にして，動きの評価ができる。**

Ⓜボタンを押して，評価する線を左室に合わせて…

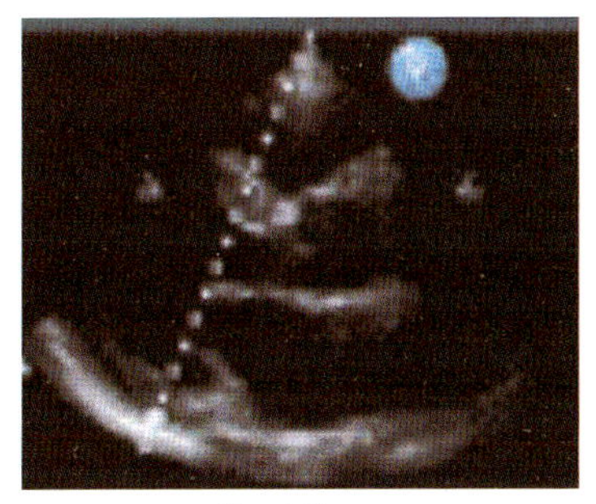

やっぱり…

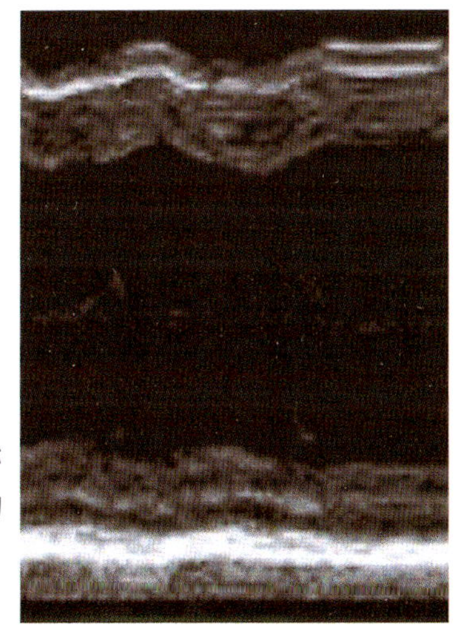

左室後壁がまったく動いていない。

EF（ejection fraction：駆出率）の評価の仕方

左室壁運動，EF の評価の仕方を覚えよう。

・**傍胸骨左縁 左室長軸像で M モードボタンを押し，計測線を左室へ。**

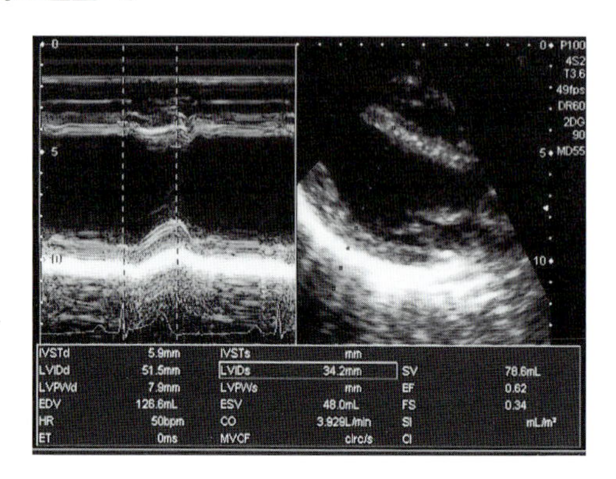

注意！　左室に対し，計測線が垂直に入らないと正確な測定ができず推定となる。

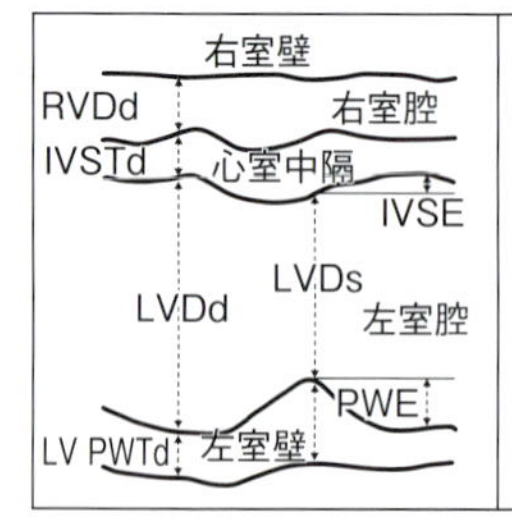

基準値
IVSTd（心室中隔壁厚）：7～12mm
LV PWTd（左室後壁厚）：7～12mm
LVDd（左室拡張末期径）：40～55mm
LVDs（左室収縮末期径）：30～45mm
RVDd（右室拡張期径）：13～22mm
IVSE（心室中隔振幅）：3～9mm
PWE（左室後壁振幅）：9～17mm

・求め方は
　(LVDd − LVDs) ／ LVDd × 100
・EF は 55 ～ 80%が正常範囲とされている。
・多くは 5%刻みの評価で
　＞ 55%：正常
　＜ 30%：非常に悪い
というイメージで評価されている。

> 測定カーソルを動かし，各々のポイントを決定するとエコーの機器が自動で測定してくれるはず。

アドバイス

カルテなどでvisual EFという単語を目にすることがあるかもしれない。
これは心エコー時，詳細な測定をする時間がないときに左室の動きを“見た目”で判断して，駆出率を評価したものである。
エコー熟練者では，実際のEFと相関が高いようである。

Advanced

Mモード以外にも左室収縮能評価として，“biplane modified simpson法”というものがある。
心尖部四腔像もしくは心尖部二腔像を描出し，拡張末期と収縮末期で左室内腔をトレースし，容積を算出し，そこから，EFを求める方法である。

利点：左室局所壁運動異常があっても計測可能
欠点：一定の技術が必要であり，時間がかかる。

「あれ？ ここまで??」と思った方も多いかもしれない。
確かに，心臓エコーの内容としてはまだまだ足りないです。
しかし，深くお話しようとすると，それだけで立派な本が完成してしまいます。
この本は「“まず”エコーに触れて，エコーを日常診療で使ってみよう!」とか「エコーをもっと知りたい！勉強したい!!」と思ってもらうことを第一に作成しました。
なので，物足りない方はぜひ心エコーの奥深さを本や動画で学んでください。もしくは，エコー本第2弾『心エコーはじめて手帖』に乞うご期待!

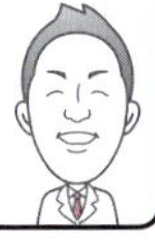

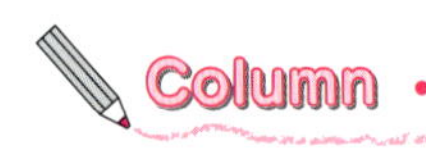

福井

（注：このコラム中には福井の方が読まれた場合に，不快に感じる表現が含まれている可能性があります。）

もし研修で行っていなければ，福井には多分一度も行くことはなかったんじゃないかな。東京から福井まで，新幹線と特急を乗り継いで約 4 時間。東京を起点に考えたら，日本中どこでも，海を越えてサイパン・グアムにだって行くことができる。福井，それはまさに，最果ての…。

でも，ここでの時間があったから今の自分があると言ってもいいくらい，2 年間が濃密だった。

同じように後期研修をし始めた同期がたくさんいたし，上級医は知識豊富で優しかった，そして仲良くしてくれた研修医のみんながいた。

読んでくれている皆さんにも，そんな仲間や場所があると思います。大切にしなければいけない所。

楽しかったことだけじゃないかもしれないけれど，ときに振り返ると，初心を思い出したり，何か今へのヒントに気付いたりするかもしれない。

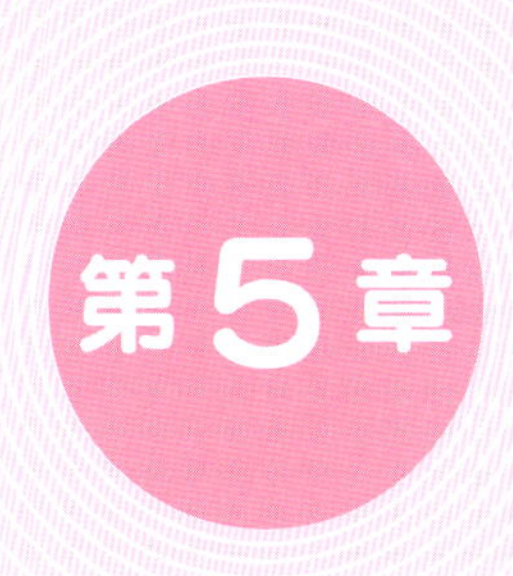

脈管

- 頸動脈
- 大動脈
- 下肢深部静脈

全身の動脈硬化の指標になる
頸動脈

この検査は救急外来ではあまり使われないかもしれない。
日常の外来診療や病棟にて患者さんの動脈硬化評価の1つとして，侵襲が少なく有用である。

▶ここで描出したい画像

総頸動脈～内頸動脈・外頸動脈分岐部（長軸）

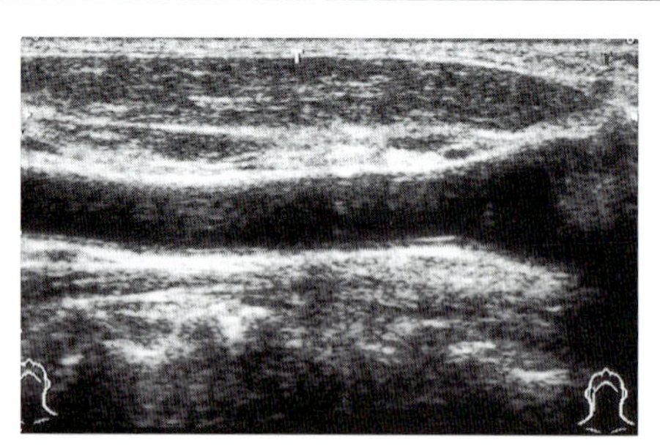

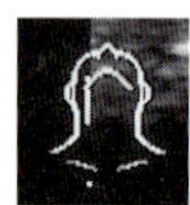

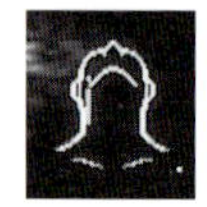

救外遭遇頻度	エコーの有用性	エコーの難易度
―	★★★	★★

分岐部～内頸動脈

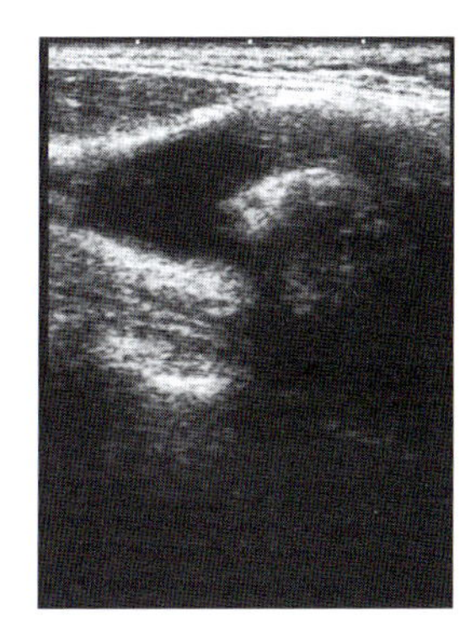

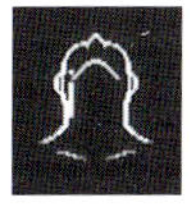

分岐部～外頸動脈

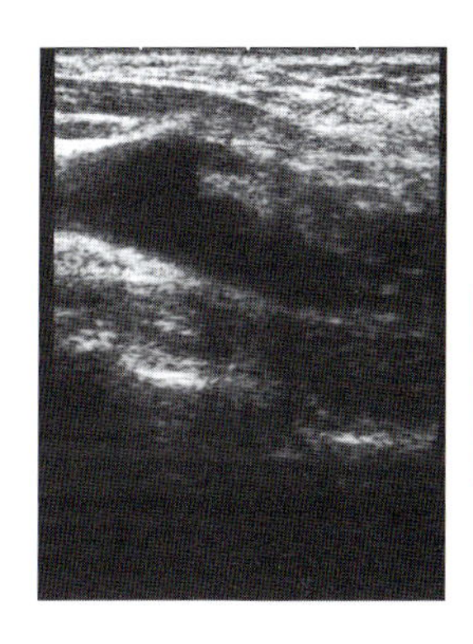

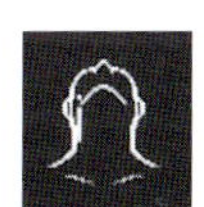

総頸動脈（短軸）

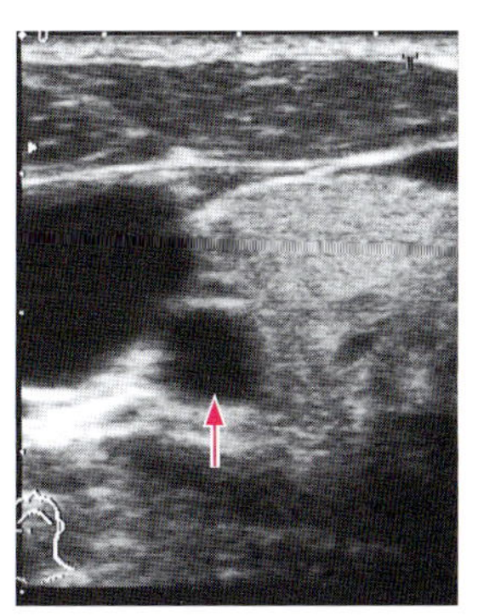

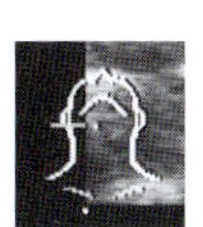

▶ 頸動脈の位置を理解しておこう

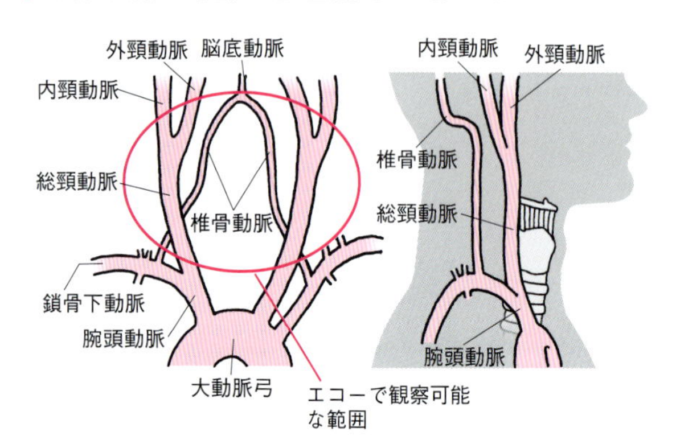

◉**左右別々に**総頸動脈，内頸動脈，外頸動脈，椎骨動脈を観察する。

▶ 頭にいれたらいざ実践 !!

◉エコープルーブは，基本的には（高周波）**リニア型**を選択。

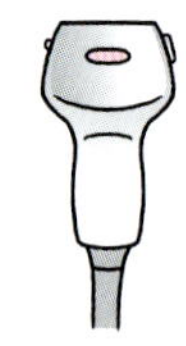

患者さんの姿勢

- 仰臥位が基本。座位でも施行可能。
- 頸部の観察なので，なるべく広範囲が観察できるように工夫する。
- **観察側と反対側に頭を向けて**，少し顎を上げてもらうと観察範囲が広く確保できる。必要に応じて，**肩甲骨下へ枕などを入れる**とよりよい。

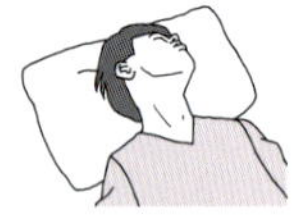
観察領域の伸展

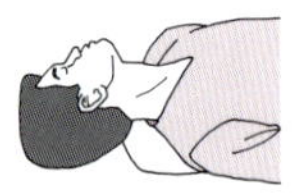
肩甲骨背側への枕の挿入

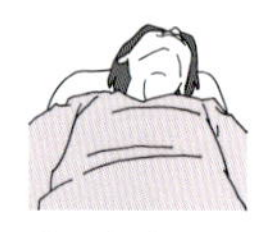
頭部の傾斜（30° 前後）

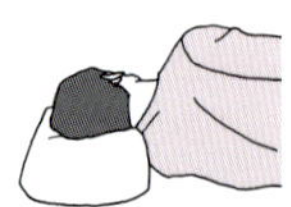
側臥位による頸部後方の伸展

観察方法

・血管の観察は，短軸，長軸の２方向行う。それによりお互いに情報を補うようにする。

短軸

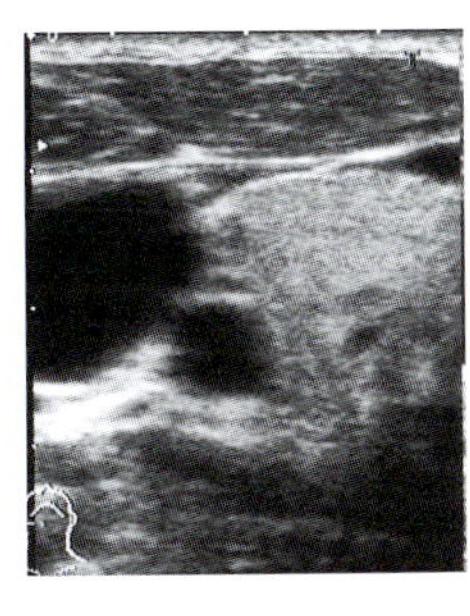

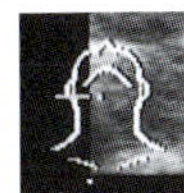

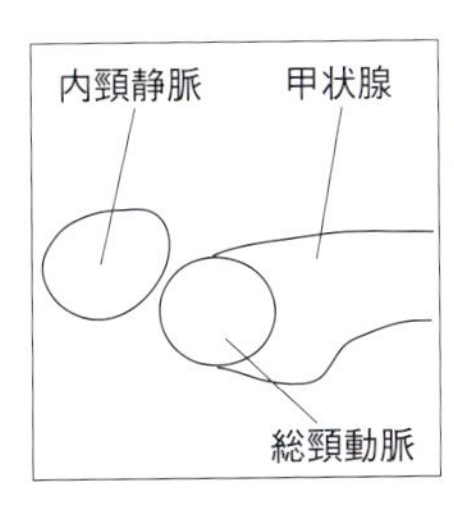

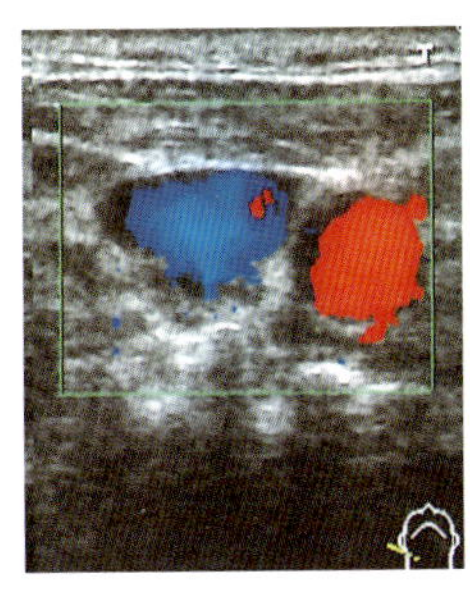

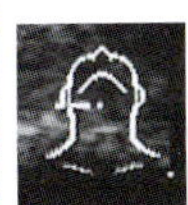

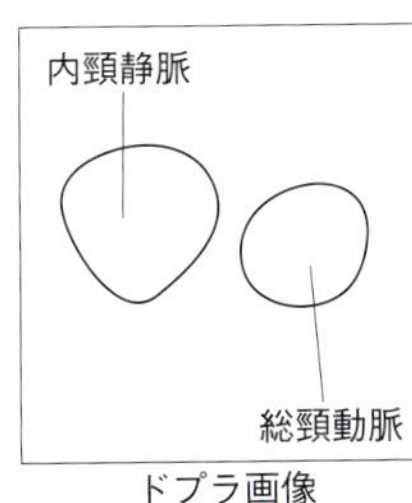

ドプラ画像

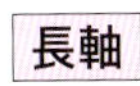

長軸

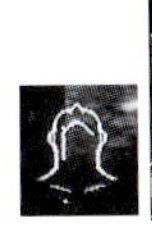

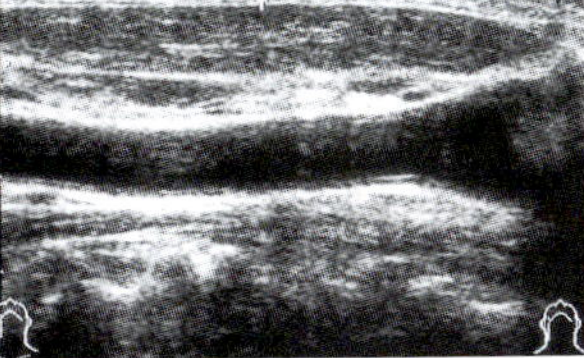

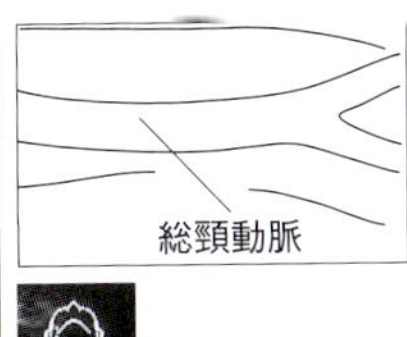

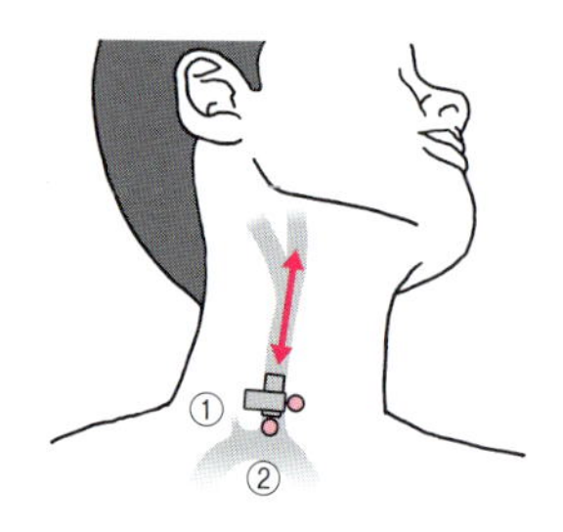

1. まず観察範囲を短軸で一度さらっと見て，狭窄がありそうか，なんとなく頭に入れておく。
2. それから長軸，最後にもう一度短軸で確認する。
3. **血管の内壁表面がスムーズか，出っぱり（プラーク）がないか**，の観察を行う。プラークがあれば，その厚み，厚みによる血管の狭窄率，可能ならば狭窄部の血流を測定する。

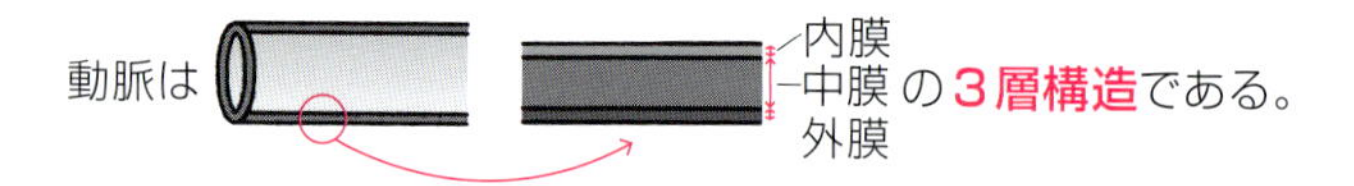

血管径の計測は

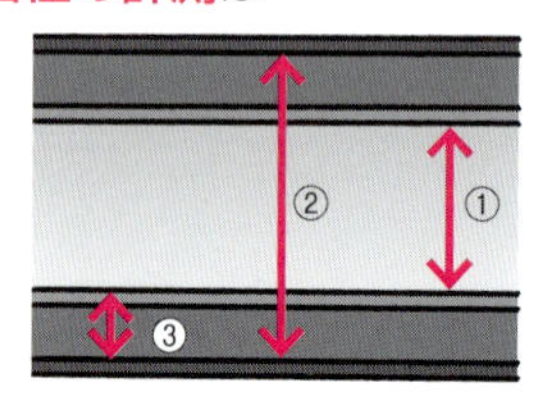

①内膜間
②外膜間
を測定する方法がある。
③動脈硬化の評価は，最大内膜中膜複合体厚（maxIMT：maximum intima-media thickness）を用いる。

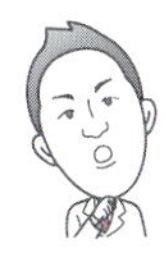

計測の基本は頭に入ったかな？

- 血管径が細く狭くなっているときは，その狭窄率を計測することが大事である。狭窄率の評価法は以下の 3 法がある。

- 長軸像を用いた① NASCET 法，② ECST 法

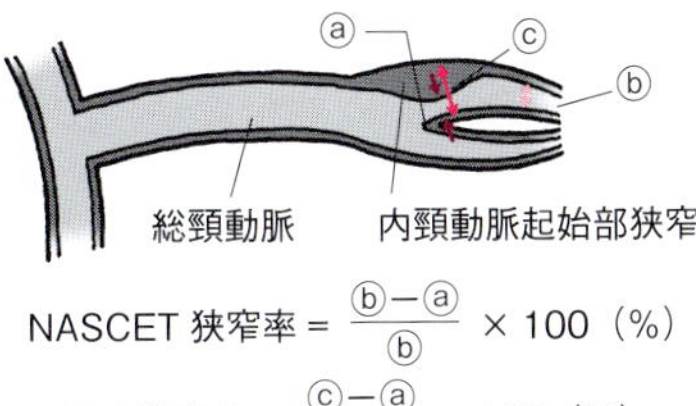

NASCET 狭窄率 = $\frac{ⓑ-ⓐ}{ⓑ}$ × 100（%）

ECST 狭窄率 = $\frac{ⓒ-ⓐ}{ⓒ}$ × 100（%）

NASCET：North American Symptomatic Carotid Endarterectomy Trial（1987 年に北米で開始された CEA 評価の多施設評価）
ECST：European Carotid Surgery Trial

- 短軸像を用いた③ Area 法

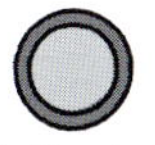
短軸像を用いた Area 法

- 計測した際には 3 法のうちどの方法で行ったのか記載する。

これが大切

- 狭窄率は **60%を目安**にして，観察する！
- 今までの大規模臨床試験で，症候性（過去 120 日以内に TIA or 軽度の脳梗塞発症）では 70%以上，無症候性では 60%以上の狭窄率で外科的介入（頸動脈内膜剥離術）が有効だった。

▶ 総頸動脈→内頸·外頸動脈の順にプラーク,狭窄率をみていこう。

この時点でうまく見えない場合

1. 動脈と静脈の区別がつかない。
2. 内頸動脈と外頸動脈の区別がつかない。
3. maxIMT（最大内膜中膜複合体厚）：どこまでが正常？
4. 血流速度はどう測定する？
5. どこまで測定すればいい？

解決法

1 動脈と静脈の区別がつかない

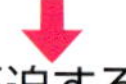

プローブで血管を圧迫すると

容易に押しつぶされる→静脈
押しつぶされない　　　→動脈
→下肢深部静脈血栓症の肝どころ（p.173）

2 内頸動脈と外頸動脈の区別がつかない。

↓

患者さんによって分岐の仕方がさまざまで（動脈が細かったり，深部で分岐していたり…），なかなか区別がつきにくいときがある。また深部過ぎてエコーで追えないことも多い。基本的には，

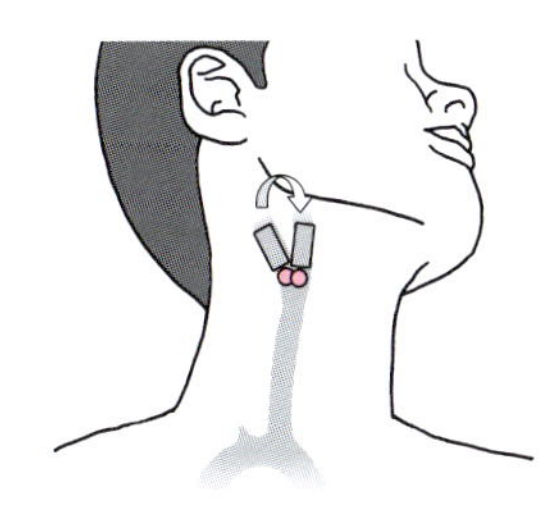

分岐部を支点にして，Vの字に動かし，内頸動脈，外頸動脈の同定をする。

判別方法は

	外頸	内頸
血管径	内頸より細い	外頸より太い
分岐部からの走行	内側前方へ	外側後方へ
分枝血管	分枝血管あり	なし
血流量	少ない	少ない

3 maxIMT（最大内膜中膜複合体厚）：どこまでが正常？

↓

maxIMTの基準値は以下で示されている。

maxIMTの基準値

20～29歳	≦0.7mm
30～39歳	≦0.8mm
40～49歳	≦0.9mm
50～59歳	≦1.0mm
60～69歳	≦1.1mm
70歳以上	≦1.2mm

早期動脈硬化研究会 hp　http://www.imt-ca.com/　を参照。

4 血流速度はどう測定する？

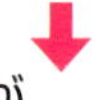

狭窄部の血流速度が，

1.5m/sec 以上：NASCET の狭窄率 50%以上
2.0m/sec 以上：NASCET の狭窄率 70%以上
が疑われる。

5 どこまで測定すればいい？

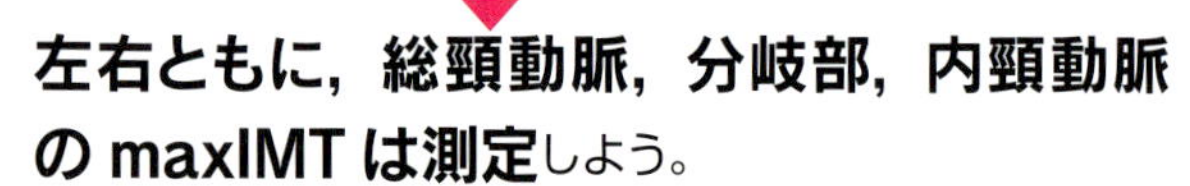

左右ともに，総頸動脈，分岐部，内頸動脈の maxIMT は測定しよう。
余裕があれば，外頸動脈，椎骨動脈の maxIMT を測定する。

Column

尊敬できる人
医者としてときが経てば経つ程，人の意見をあまり聞かなくなる。そんな人が多いような気がする。だから逆に，若手からもいろいろと吸収しようとしている先生を尊敬してしまう。そんな先生の周りには自然といろんな人が集まって来る。人が集まると輪ができて，それが新たなものやさらに大きな輪を生み出す。
たとえ自分がそんな人になれなくても，その輪に加わることができればいいと思う。
まずは，周りを見渡して…そんな人を見付けること，実はそれがなかなか難しい。でも，諦めずに探していると，必ず自分の前に理想と思える人が現れるはず。ただし，見付けようといつもアンテナを張っていないと，折角のチャンスを見逃しちゃうかも。何の気なしに出席した勉強会や学会でこそ，そんな人に巡り会うかもしれない。

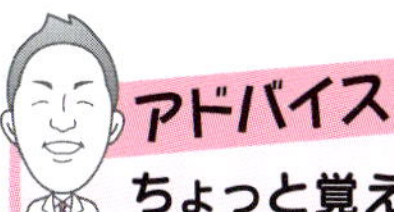

アドバイス

ちょっと覚えておこう！

頸動脈の評価として，頸動脈エコー検査の他にMRI・MRAによる方法がある。
MRI・MRAで異常なしとなっても，頸動脈にプラークが存在することもある。

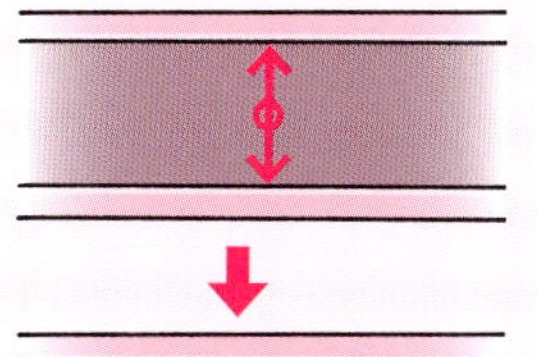

元の血管

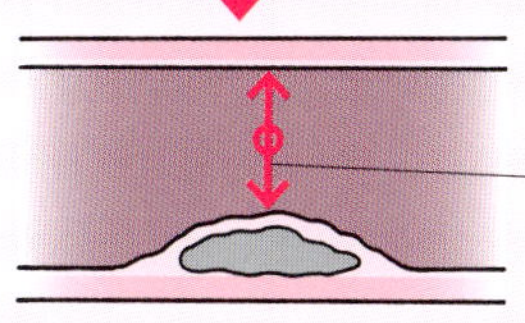

プラークのおかげで血管自体の幅が広がったため，元の血管と径自体は同じ

プラークが血管壁に溜まっても，動脈自体の弾性で血管が外側へ膨らむため，血管径が保たれ，「狭窄がない」という結果になることがある。
MRI・MRAを施行していても，動脈硬化のリスクが高い患者さんには一度頸動脈エコーを当ててみることも大切だ。

頸動脈のプラーク所見①

〈短軸〉　〈長軸〉

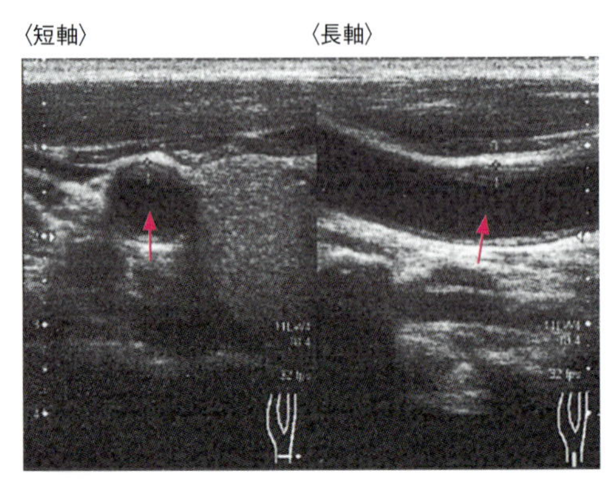

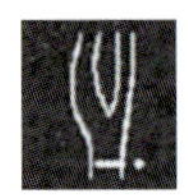

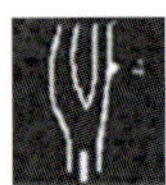

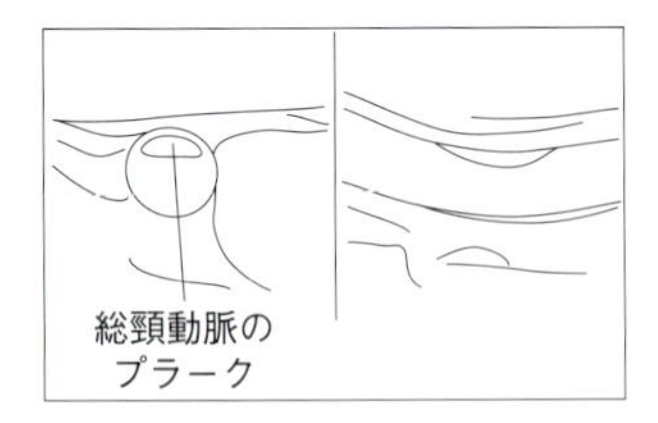

頸動脈のプラーク所見②

〈短軸〉

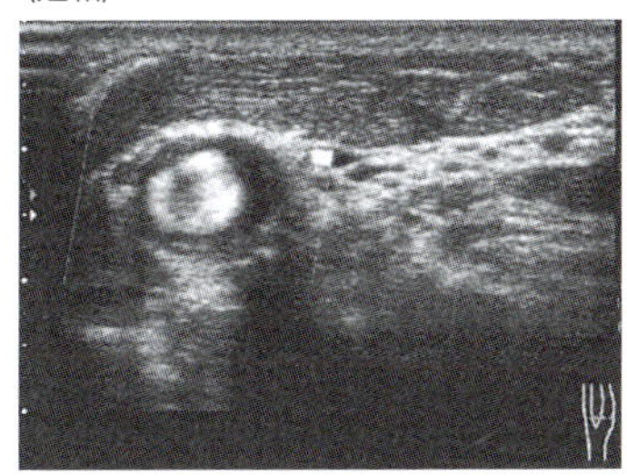

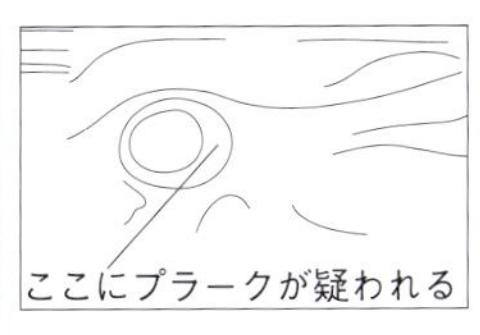

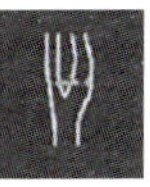

〈長軸〉

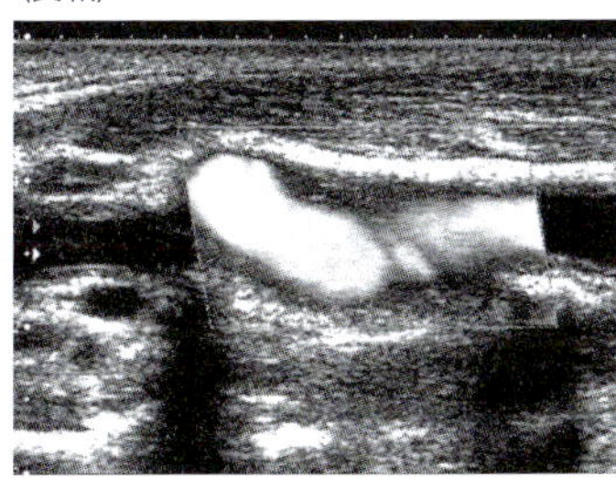

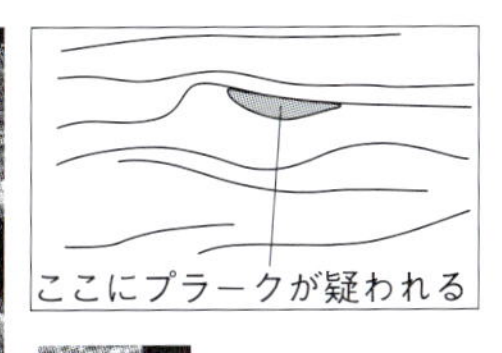

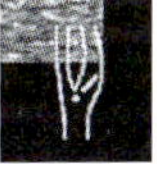

カラードプラを使って一発判定
大動脈

突然の腹背部痛で 60 歳代の高血圧既往の患者さんが運ばれてきた。

心筋梗塞，急性膵炎，大動脈解離…
「なんでもありだな」と思いながら腹部にエコーを当てると…。

▶ここで描出したい画像

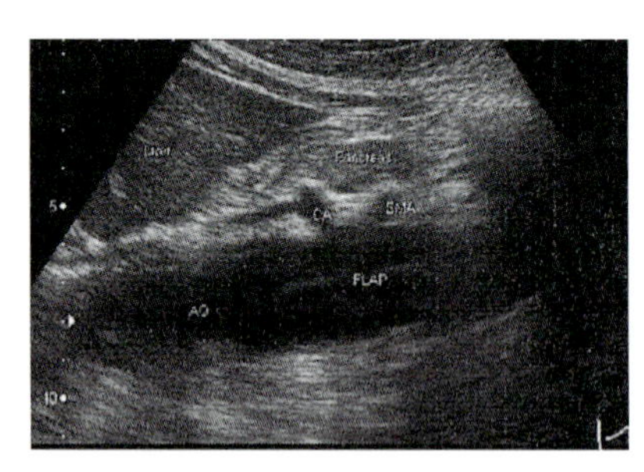

=疾患

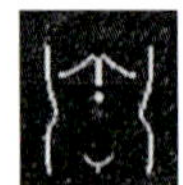

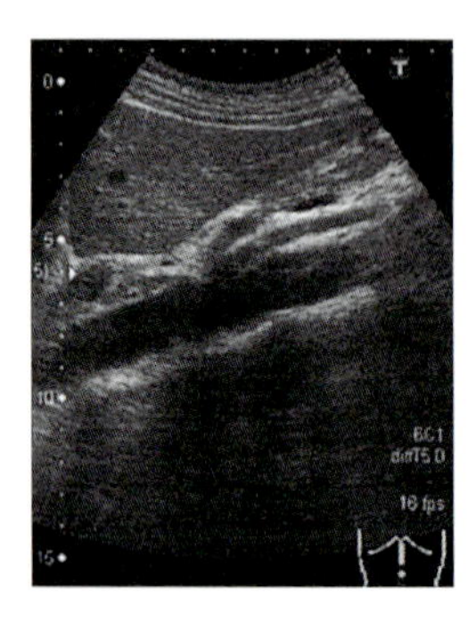

=正常

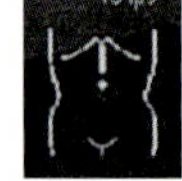

救外遭遇頻度	エコーの有用性
★★	★★

▶まず大動脈の位置を理解しておこう

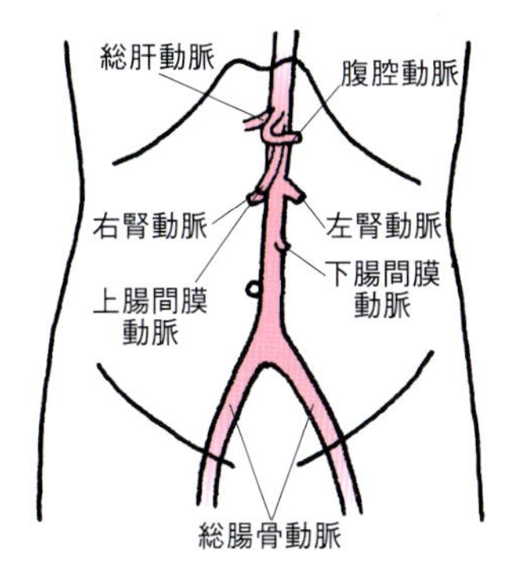

・腹部大動脈は腹腔動脈，上腸間膜動脈，左右腎動脈，下腸間膜動脈などを分枝し，左右の総腸管動脈へと分かれる。

▶頭にいれたらいざ実践 !!

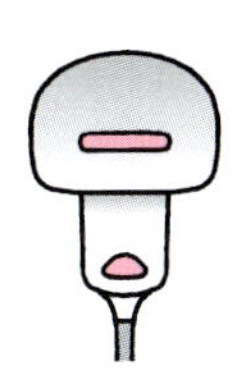

◉エコープローブはコンベックス型を選択。

基本のプローブ位置

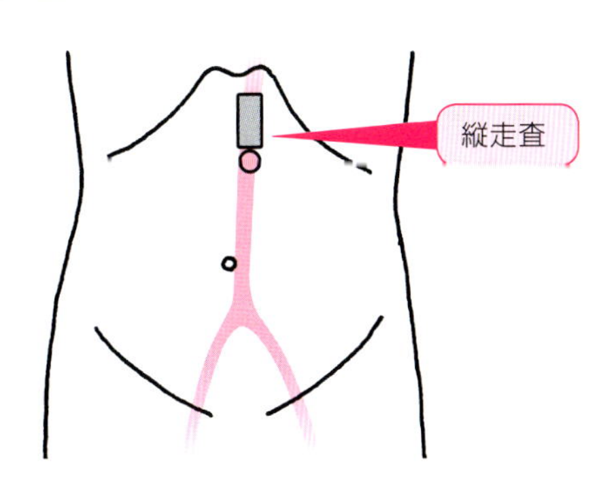

肝どころ

- カラードプラを使うことで，血流の状態把握が可能になる。
- 血管内腔にフラップを見つけられれば診断に大きく近づく。

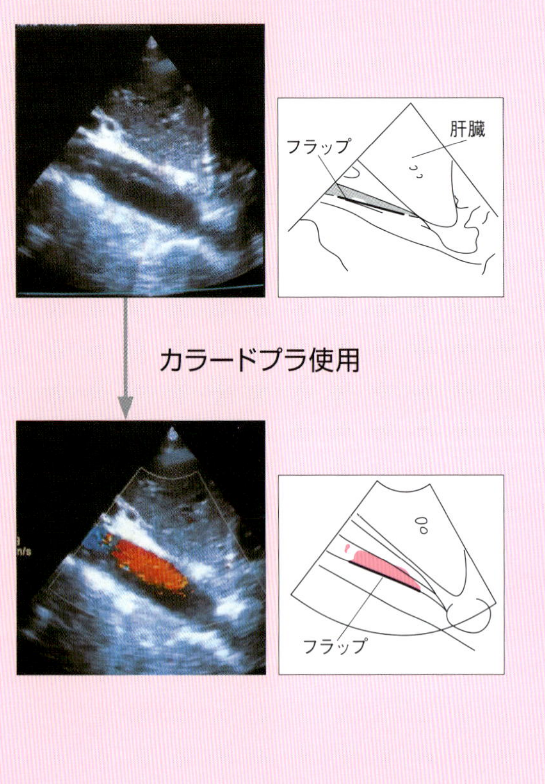

- **症例にエコーを当てているところ。**
- プローブはセクタ型を使用し，心窩部から観察している。

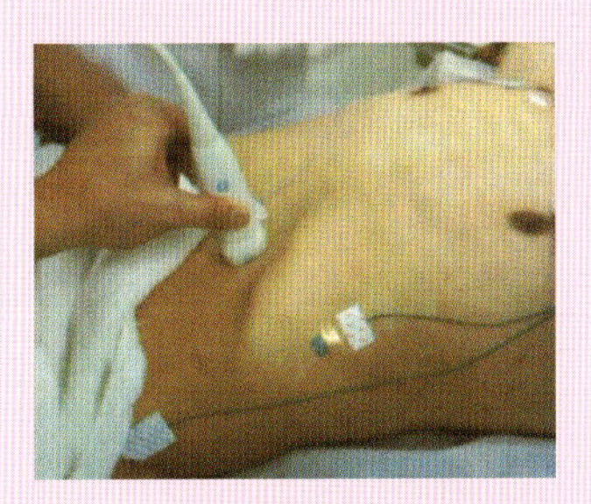

- 症例の CT 画像は以下のようであった。

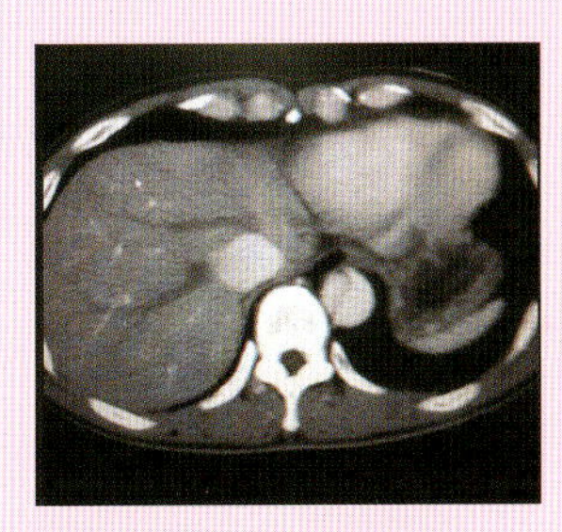

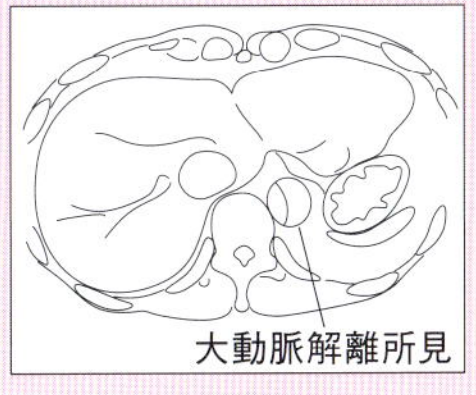

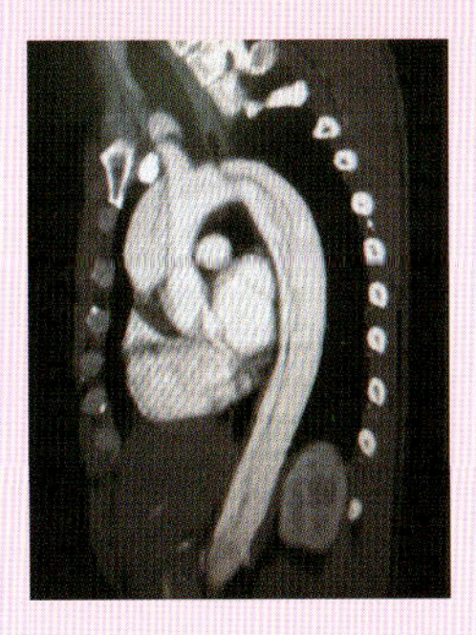

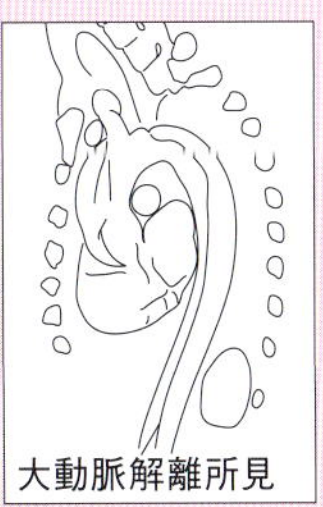

大動脈瘤の診断

〈大動脈の基準値〉
胸部大動脈：30～35mm
腹部大動脈：20mm

＊**胸部大動脈45mm以上，腹部大動脈30mm以上で瘤**である。
＊**胸部大動脈60mm以上，腹部大動脈50mm以上で手術**が考慮される。

この時点でうまく見えない場合

1 プローブの位置が悪い。

解決法

1 プローブの位置が悪い。

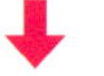

縦走査でどこが大動脈かわかりにくいときは，**まず心窩部で横走査して**カラードプラを使って大動脈を判別する。

〈横〉

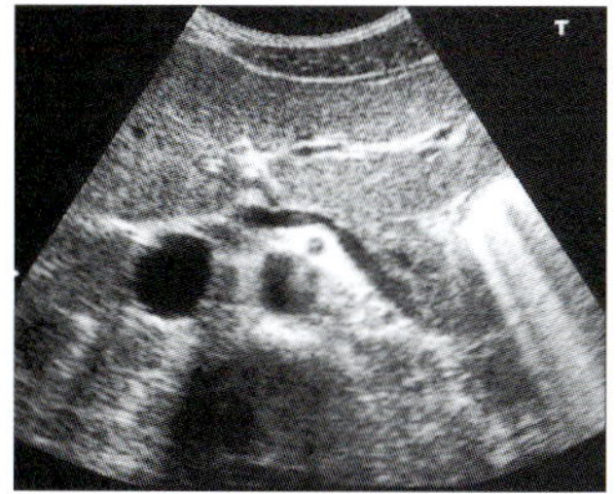

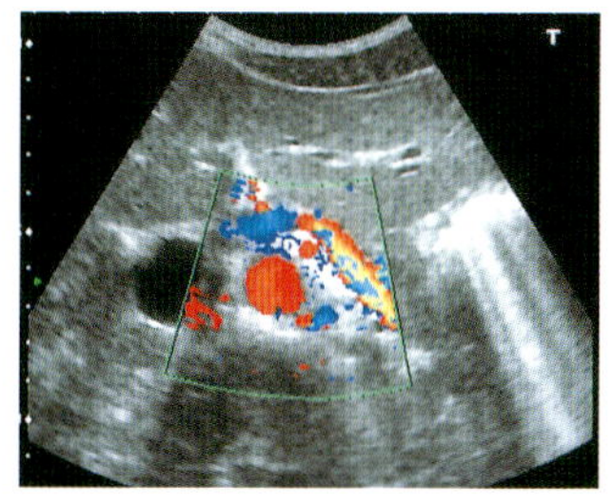

〈縦〉

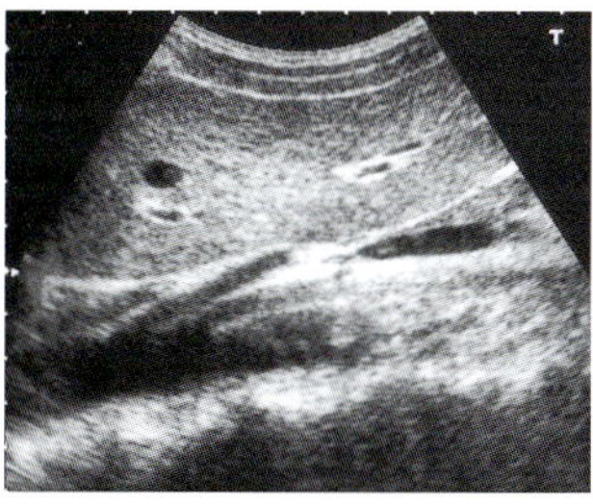

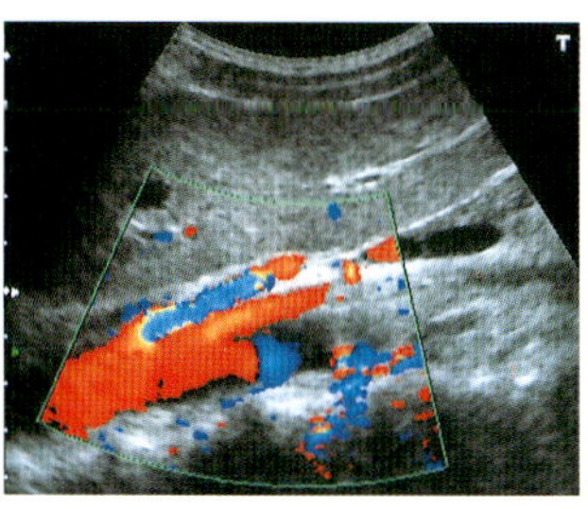

- 判別できたら，**大動脈が画面真ん中になるようプローブの位置を保ったまま90°回転させる**。すると，縦走査でも描出することが可能になる。

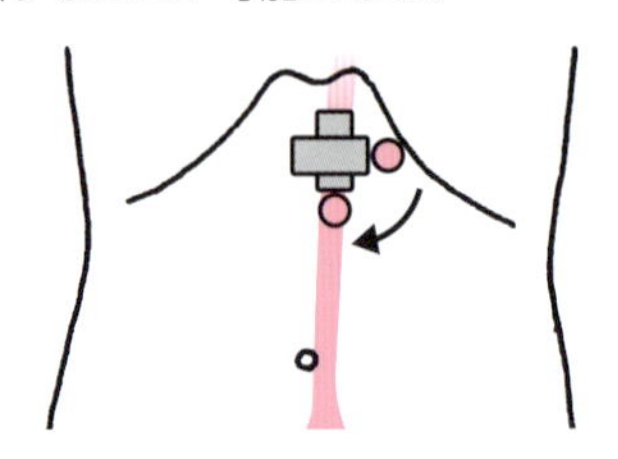

大動脈解離

▶もう一度今回の症例を見てみよう

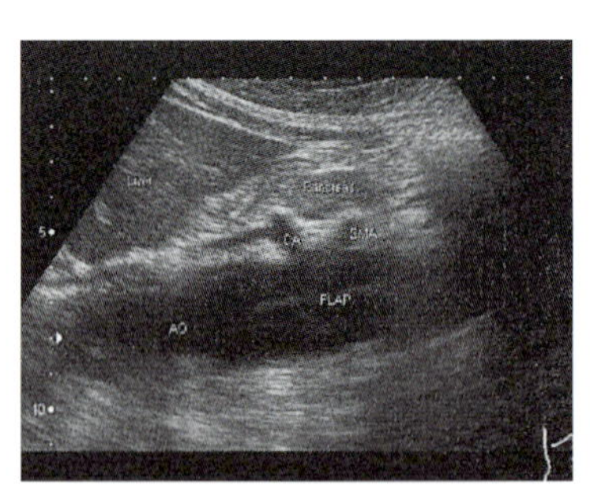

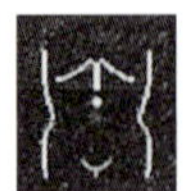

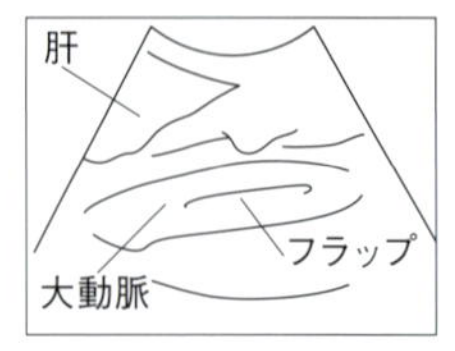

そのほかの大動脈所見①

腹部大動脈瘤

〈横〉

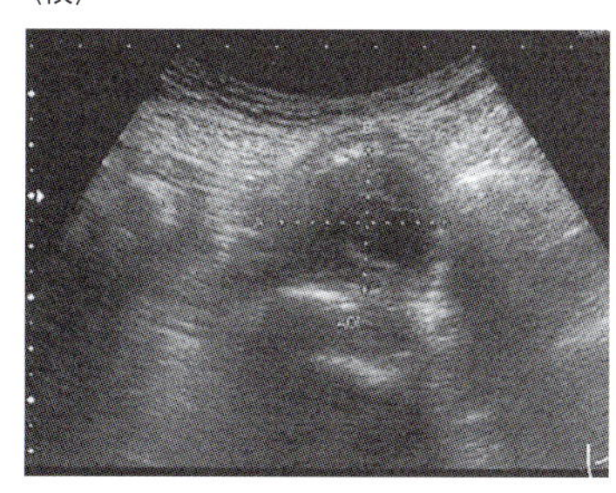

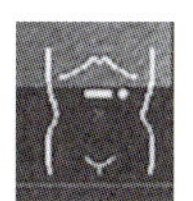

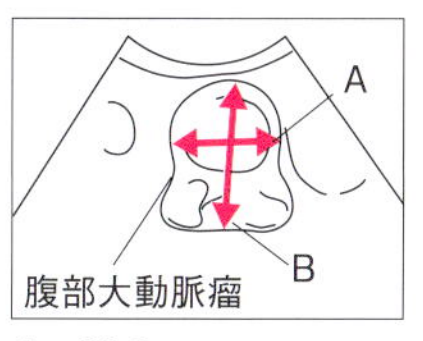

A：33.0mm
B：27.6mm

前述の通り，腹部では 30mm 以上で瘤という定義である。

〈縦〉

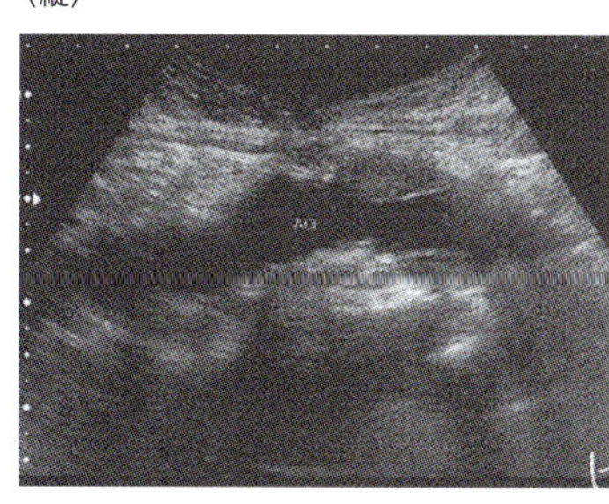

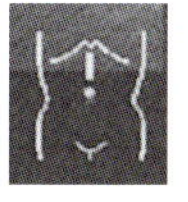

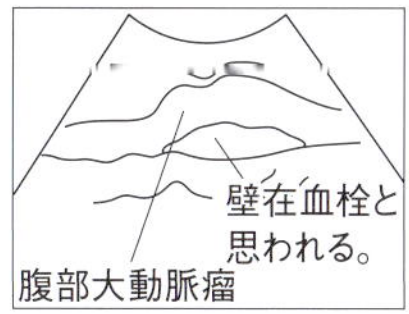

第5章 脈管／大動脈

高齢化社会でますます増える!?
下肢深部静脈

▶下肢静脈の位置・走行を理解しよう

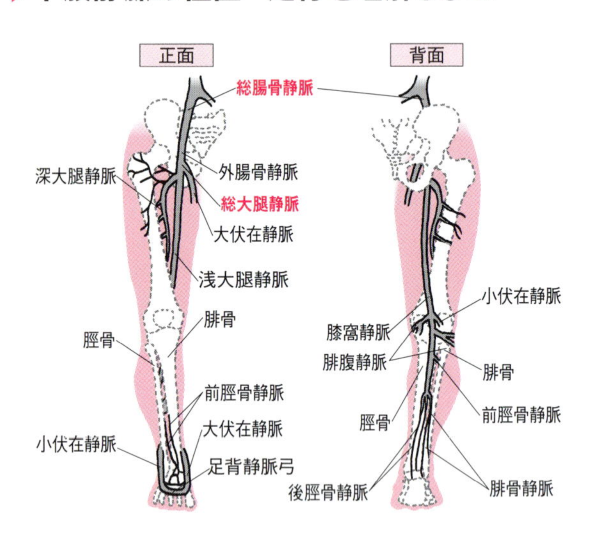

▶患者さんの姿勢

- **姿勢により下腿の静脈が虚脱したり拡張する**ため，検査する血管ごとに姿勢を変える。
  大腿静脈は臥位で，下腿静脈は座位もしくはベッドから足を下げて行う。
- **エコープローブは，コンベックス型でもいいが，リニア型の方が使いやすい。**
- **観察**は：総大腿静脈，浅大腿静脈，膝窩静脈，後脛骨静脈，ヒラメ筋静脈

救外遭遇頻度	エコーの有用性	エコーの難易度
—	★★★	★★★

▶まず，エコーでの静脈血栓の見え方を理解しよう

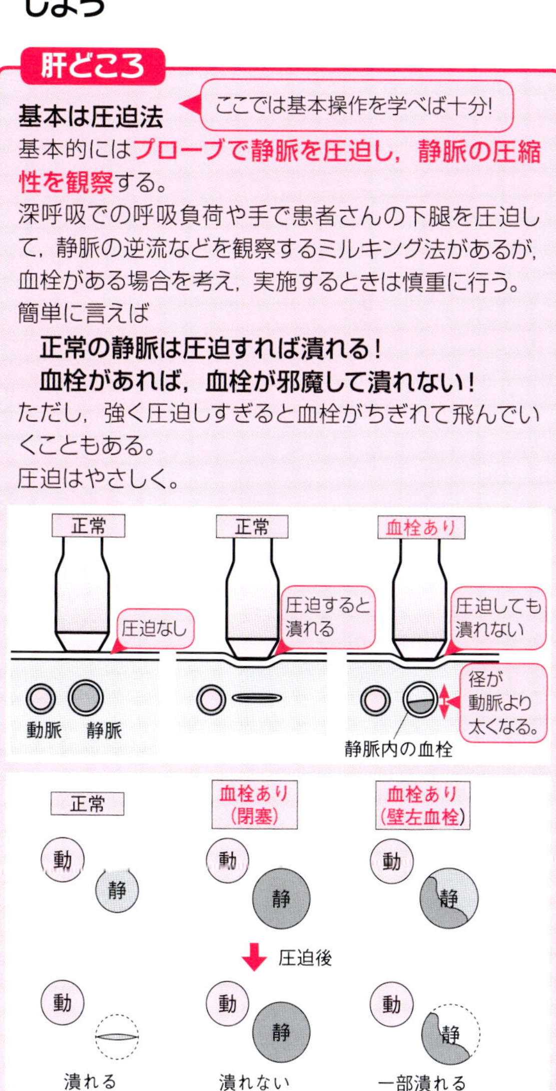

肝どころ

基本は圧迫法 ◀ ここでは基本操作を学べば十分!

基本的には**プローブで静脈を圧迫し，静脈の圧縮性を観察**する。

深呼吸での呼吸負荷や手で患者さんの下腿を圧迫して，静脈の逆流などを観察するミルキング法があるが，血栓がある場合を考え，実施するときは慎重に行う。

簡単に言えば

正常の静脈は圧迫すれば潰れる！

血栓があれば，血栓が邪魔して潰れない！

ただし，強く圧迫しすぎると血栓がちぎれて飛んでいくこともある。

圧迫はやさしく。

動脈・静脈の見分け方（圧迫法）

圧迫なし

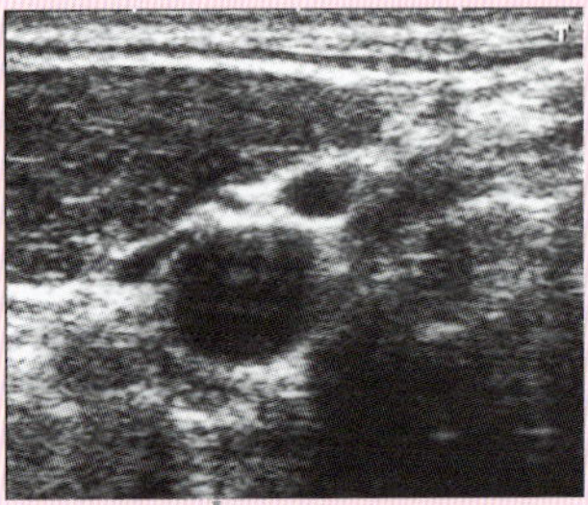

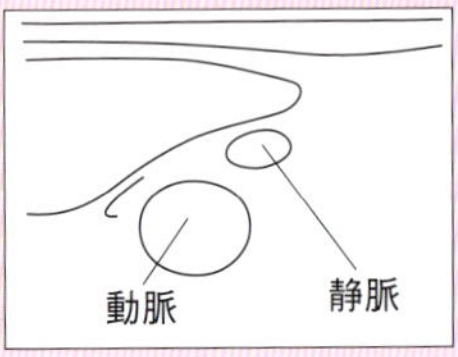

動脈
静脈

カラードプラ使用

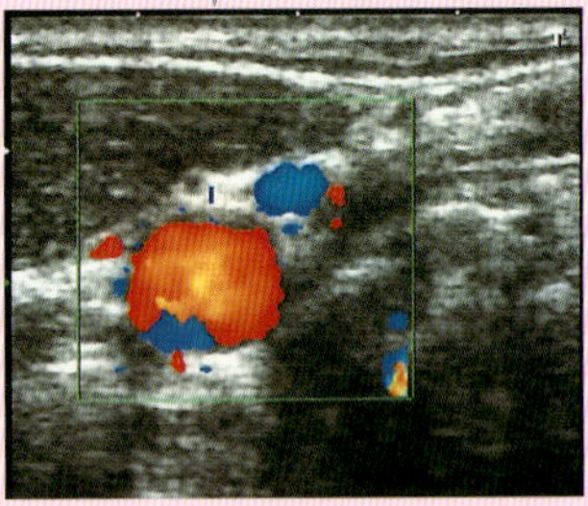

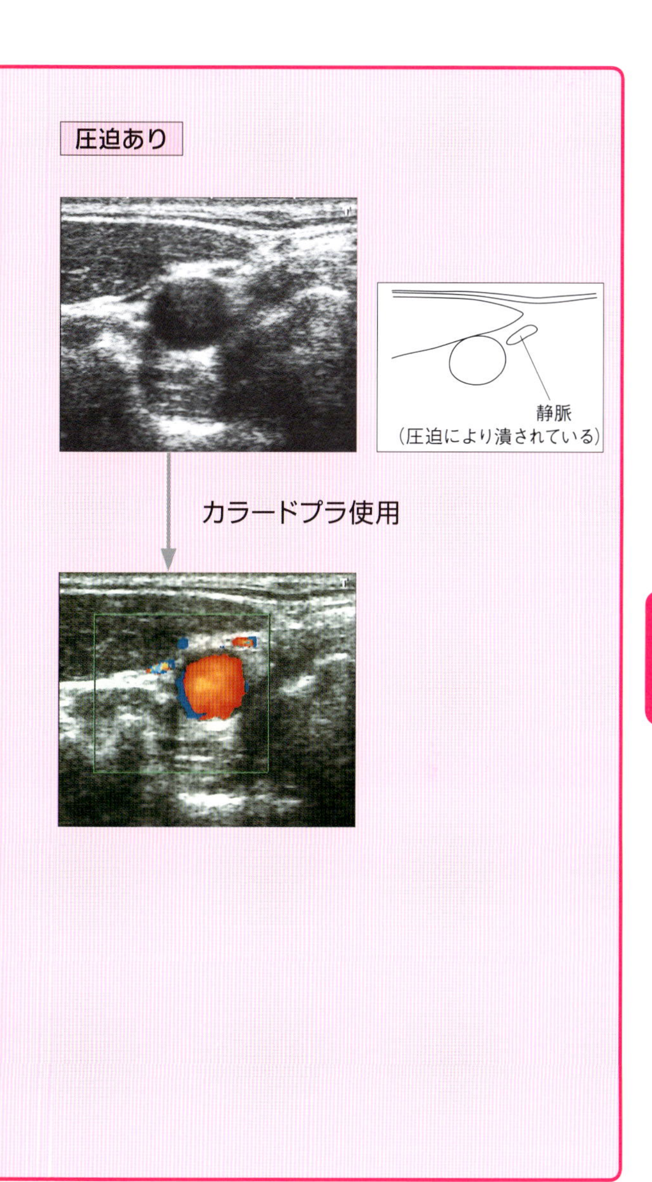
圧迫あり
静脈
（圧迫により潰されている）
カラードプラ使用

▶鼠径部から末梢に向かって見ていこう

深部静脈血栓症の 3 大好発部位

1 総大腿静脈大伏在静脈合流部

2 ヒラメ筋静脈

3 総腸骨静脈

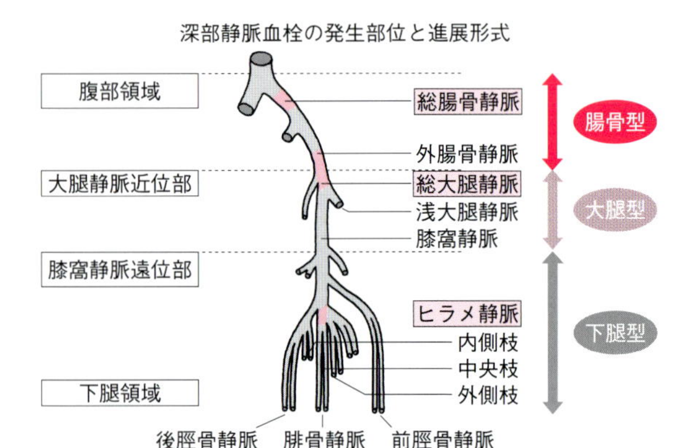

（應儀成二，金岡　保：肺塞栓と深部静脈血栓症の超音波診断，Jpn J Med Ultrasonics 2004; 31: 337-346. より引用，一部改変）

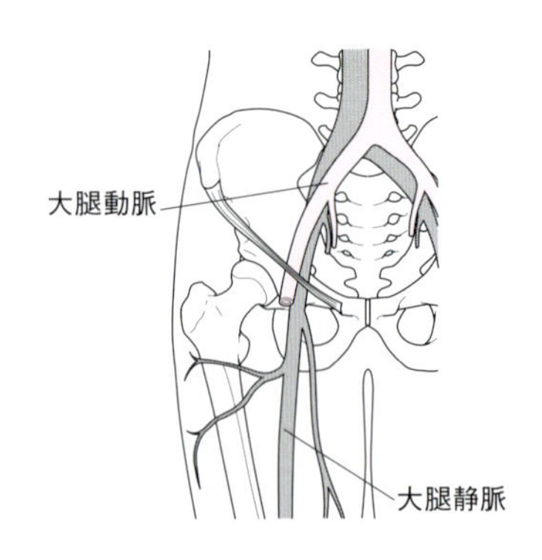

1 総大腿静脈大伏在静脈合流部

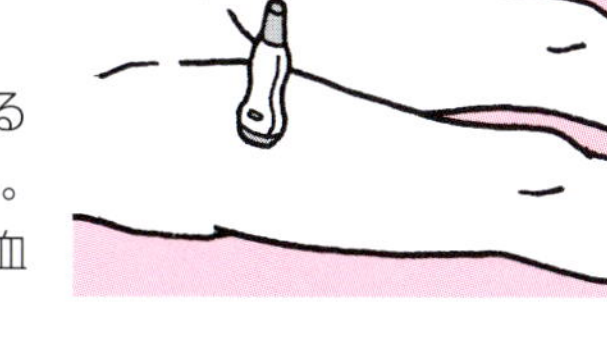

- 患者さんの姿勢は臥位で鼠径部にプローブを当てる。
- 大腿動脈は拍動を触れるので，それを目印にする。
- 大腿動脈の内側にある血管が大腿静脈である。
- それから遠位にプローブを動かすと，大伏在静脈が合流する。

  大伏在静脈合流部は血栓好発部位である。
- そのまま遠位を観察していくが，大腿部 2/3 程で観察困難となるので見える範囲で観察する。

可能であれば，次に患者さんを座位にして膝窩静脈以下を観察する。

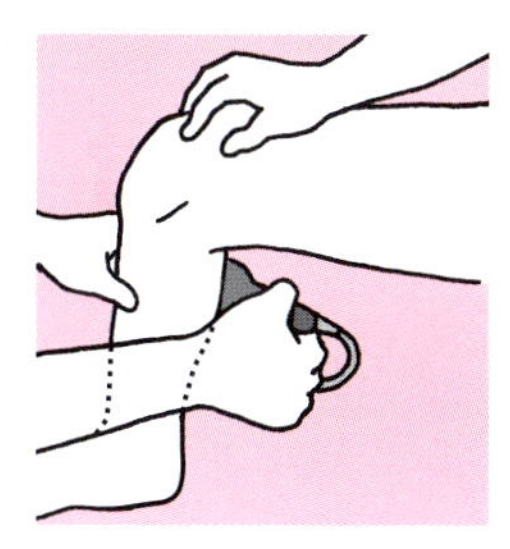

- 膝の裏側から下腿にかけて静脈をなるべく追いかける。

  また逆にアキレス腱部から近位（膝）に向かって静脈を追いかける。

2 ヒラメ筋静脈

- 下腿において，特に**深部静脈血栓症の発生頻度が高いのがヒラメ筋静脈**である。
- ヒラメ筋は下腿後面で腓腹筋より深部に存在する。

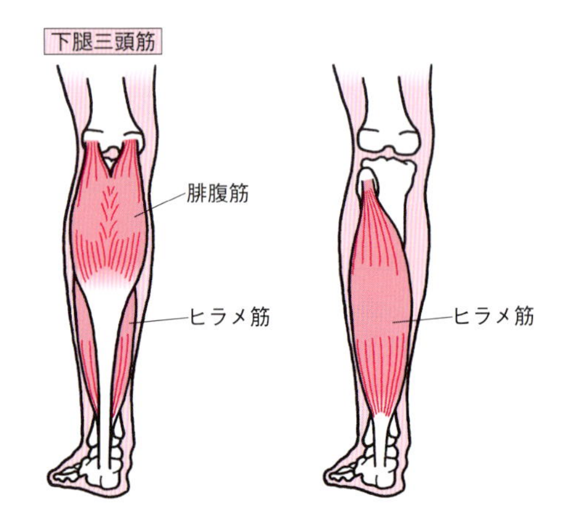

- ヒラメ筋がわかったら，その内部にある静脈がヒラメ筋静脈である。
- ヒラメ筋静脈は**内側枝，中央枝，外側枝**の3系統に分かれており，特に**中央枝に血栓を認めることが多い**ことも頭に入れておこう。

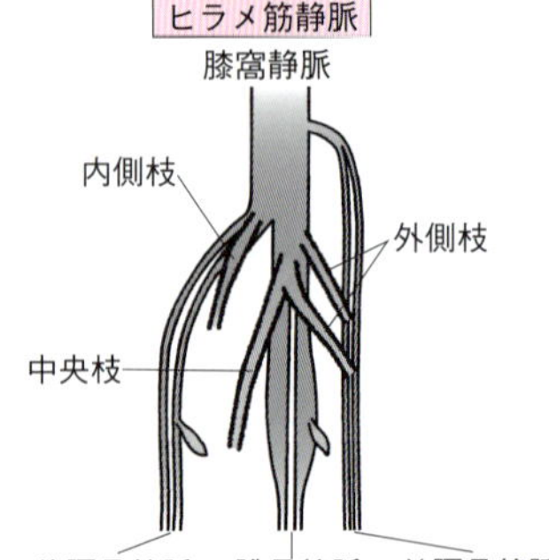

- ちなみに，明らかな血栓所見を認めなくとも日本人では**ヒラメ筋静脈径が7mm以上で特発性の深部静脈血栓症が多い**ことが報告されている。

3 総腸骨静脈

・総腸骨静脈は血栓好発部位ではあるが腹部領域のため，ここでは鼠径部，大腿静脈より末梢側の観察に集中する。

壁在血栓

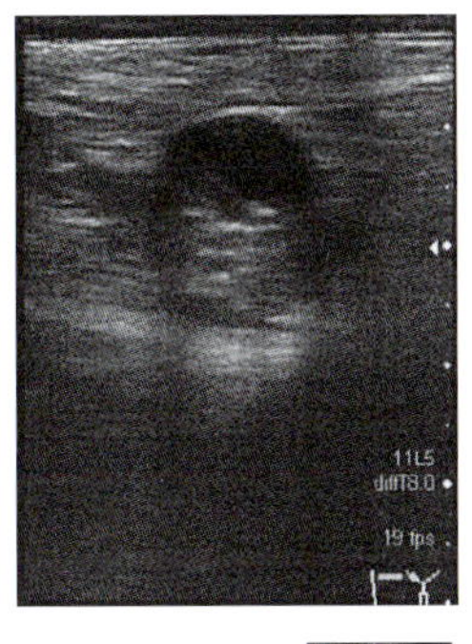

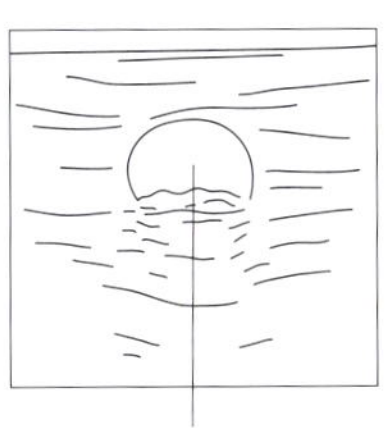

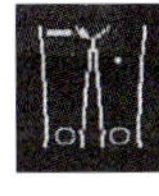

血管の壁が不整で壁在血栓が疑われる

血栓閉塞

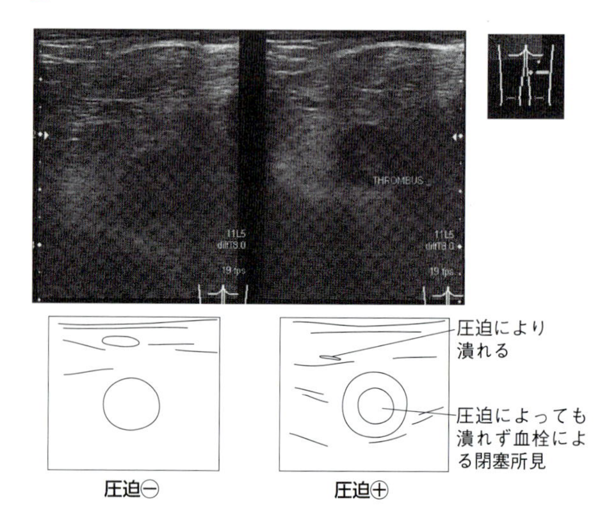

- 少し画像が見にくくて申し訳ないが，左が圧迫していないとき，右が圧迫したときの所見。ほぼ中央の大きく写っている静脈は圧迫しても潰れず血栓閉塞が考えられる。一方，左上の小さめの静脈は圧迫により潰れている。

索　引

あ行

か行

さ行

た行

な行

は行

ま行

ら行

A・B・C

D・E・F

K・L・M

N・S

正常エコー像

参考文献

- 鈴木昭広 編：あてて見るだけ！劇的！救急エコー塾, 羊土社, 2014.
- 住野泰清 編：ビジュアル基本手技シリーズ　写真とシェーマでみえる！ 腹部エコー — 適切な診断のための走査と描出のコツ, 羊土社, 2007.
- 辻本文雄 ほか著：腹部超音波テキスト 上・下腹部 改訂第三版, ベクトル・コア, 2002.
- 石田秀明 著：腹部エコーのお悩み相談室, 文光堂, 2011.
- 高梨昇, 谷内亮水 編：先輩が伝授する超音波検査100の教え, Medical Technology 臨時増刊号 Vol41 No13, 医歯薬出版, 2013.
- 小糸仁史 監修：やってみようよ！ 心エコー — 心エコーのナゾがみるみる解ける！, インターメディカ, 2005.
- 鈴木真事 編：ビジュアル基本手技シリーズ 必ず撮れる！ 心エコー — カラー写真とシェーマでみえる走査・描出・評価のポイント, 羊土社, 2008.

著者略歴

池田　迅

日本大学医学部附属板橋病院　総合内科

2007年日本大学医学部卒。日本大学医学部附属板橋病院にて2年間の初期研修および1年間の内科研修。その間に，このまま1つの組織に所属すること，大都市の医療しか知らずにキャリアを積むことで，偏った医療者にならないかと疑問と不安を感じ，卒後4年目より，“なんでも受け入れる”ER型診療で名高い福井大学医学部附属病院救急部へ。その名の通り，福井とは縁もゆかりもない私を受け入れてくれ，ER診療の元祖，寺澤秀一先生のもとで楽しい!?いや，濃密な2年間を過ごす。途中，長崎大学熱帯医学研究所にて3カ月間の熱帯医学研修。その後，相澤病院救命救急センター勤務などを経て，2013年より日本大学医学部附属板橋病院総合内科へ所属し，大学院へ進学。現在に至る。

これで見えます
救急エコーはじめて手帖

2015年3月10日　第1版第1刷発行

■ 著　池田　迅　いけだ　じん

■発行者　鳥羽清治

■発行所　株式会社メジカルビュー社
〒162-0845 東京都新宿区市谷本村町2-30
電話　03(5228)2050(代表)
ホームページ http://www.medicalview.co.jp/

営業部　FAX　03(5228)2059
E-mail　eigyo@medicalview.co.jp

編集部　FAX　03(5228)2062
E-mail　ed@medicalview.co.jp

■印刷所　図書印刷株式会社

ISBN978-4-7583-1582-1　C3047